全国中等卫生职业教育护理专业"双证书"人才培养"十二五"规划教材

供护理、助产、药剂、检验及口腔工艺技术等专业使用

丛书顾问　文历阳　沈彬

医用化学基础

主　编　魏剑平　刘波涛　宋　春
副主编　马世杰　戴惠玲　王敦丽　买吐送·居买
编　者　（以姓氏笔画为序）
马世杰　湖北省潜江市卫生学校
王敦丽　甘肃省酒泉卫生学校
毛　锐　贵州省人民医院护士学校
刘波涛　乌兰察布医学高等专科学校
刘宸婷　贵州省人民医院护士学校
关丽玲　新疆伊宁卫生学校
许　强　甘肃省酒泉卫生学校
买吐送·居买　新疆维吾尔医学专科学校
宋　春　江西医学高等专科学校
章洛汗　江西护理职业技术学院
蔡玉萍　乌兰察布医学高等专科学校
魏剑平　甘肃省天水市卫生学校
戴惠玲　新疆伊宁卫生学校

华中科技大学出版社
http://www.hustp.com
中国·武汉

内 容 简 介

本书是全国中等卫生职业教育护理专业"双证书"人才培养"十二五"规划教材。

本书按"够用为度、实用为先"的原则,在编写中努力体现思想性、科学性、先进性和适用性。全书共有12章和5个实验,内容包括绪论,卤素,物质结构及元素周期律,溶液,电解质溶液,有机化合物概述,烃,醇、酚和醚,醛、酮和羧酸,酯和油脂,糖类,氨基酸和蛋白质。每章内容前列出了学习目标;教学内容中间插入相关知识链接,各章末有适量习题供学生课上或课下练习、自测。

本书主要供护理、助产、药剂、检验及口腔工艺技术等专业使用。

图书在版编目(CIP)数据

医用化学基础/魏剑平,刘波涛,宋春主编.—武汉:华中科技大学出版社,2013.4(2021.8重印)
ISBN 978-7-5609-8825-2

Ⅰ.①医… Ⅱ.①魏… ②刘… ③宋… Ⅲ.①医用化学-中等专业学校-教材 Ⅳ.①R313

中国版本图书馆 CIP 数据核字(2013)第 081137 号

医用化学基础   魏剑平   刘波涛   宋   春   主编

策划编辑:荣 静
责任编辑:程 芳
封面设计:范翠璇
责任校对:周 娟
责任监印:周治超
出版发行:华中科技大学出版社(中国·武汉)   电话:(027)81321913
            武汉市东湖新技术开发区华工科技园   邮编:430223
录   排:华中科技大学惠友文印中心
印   刷:武汉中科兴业印务有限公司
开   本:787mm×1092mm   1/16
印   张:9.75   插页:1
字   数:240千字
版   次:2021年8月第1版第14次印刷
定   价:26.00元

全国中等卫生职业教育护理专业"双证书"人才培养"十二五"规划教材编委会

丛书顾问 文历阳 沈 彬

委 员 （按姓氏笔画排序）

马世杰	湖北省潜江市卫生学校	杨永庆	甘肃省天水市卫生学校
王 梅	北京护士学校	杨运霞	安康职业技术学院
王 懿	甘肃省酒泉卫生学校	杨厚谊	江苏省镇江卫生学校
王志勇	枣阳市卫生职业技术学校	张 录	乌兰察布医学高等专科学校
尤学平	江苏省镇江卫生学校	陈天泉	甘肃省天水市卫生学校
乌建平	江西医学高等专科学校	林秋红	辽宁省营口市卫生学校
艾力·孜瓦	新疆维吾尔医学专科学校	凯赛尔·阿不都克热木	新疆维吾尔医学专科学校
石艳春	内蒙古医科大学	孟宪明	枣阳市卫生职业技术学校
朱梦照	惠州卫生职业技术学院	赵小义	陕西省咸阳市卫生学校
任卫东	辽宁省营口市卫生学校	晏志勇	江西护理职业技术学院
刘卫国	呼和浩特市卫生学校	徐玉梅	潍坊护理职业学院
刘波涛	乌兰察布医学高等专科学校	徐国华	江西护理职业技术学院
许煜和	新疆伊宁卫生学校	徐神恩	江西医学高等专科学校
孙学华	淮北职业技术学院	黄晓华	湖州中等卫生专业学校
李俊华	贵州省人民医院护士学校	董淑雯	潍坊护理职业学院
李晓彬	甘肃省酒泉卫生学校	韩爱国	潍坊护理职业学院

总 序

　　随着我国经济的持续发展和教育体系、结构的重大调整,职业教育办学思想、培养目标随之发生了重大变化,人们对职业教育的认识也发生了本质性的转变。我国已将发展职业教育作为重要的国家战略之一。《中共中央国务院关于深化教育改革,全面推进素质教育的决定》中提出,在全社会实行学业证书和执业资格证书并重的制度。《国家中长期教育改革和发展规划纲要(2010—2020 年)》中也强调,积极推进学历证书和执业资格证书"双证书"制度,推进职业学校专业课程和执业标准相衔接,完善就业准入制度。护理专业被教育部、卫生部等六部委列入国家紧缺人才专业,予以重点扶持。根据卫生部的统计,到 2015年我国的护士数量将增加到 232.3 万人,平均年净增加 11.5 万人,这为护理专业的毕业生提供了广阔的就业空间,也对卫生职业教育如何进行高素质技能型护理人才的培养提出了新的要求。护理专业的人才培养应以职业技能的培养为根本,与护士执业资格考试紧密结合,力求满足学科、教学和社会三方面的需求,突出职业教育特色。

　　为了顺应中等卫生职业教育教学改革的新形势和新要求,在认真、细致调研的基础上,在教育部高职高专医学类及相关医学类教学指导委员会文历阳教授、沈彬教授等专家的指导下,我们组织了全国 30 多所卫生职业院校的 200 多位老师编写了这套秉承"学业证书和执业资格证书并重"理念的全国中等卫生职业教育护理专业"双证书"人才培养"十二五"规划教材。

　　本套教材编写过程中,力求充分体现以服务为宗旨,以就业为导向,以培养技能型、服务型高素质劳动者为目标,以临床实际应用和技能提高为主线的基本思想,结合护士执业资格考试的"考点",突出职业教育应用能力培养的特点,充分考虑中等卫生职业学校的学生特点、就业岗位和职业考试的要求,坚持"五性"(思想性、科学性、先进性、启发性、适用性),强调"三基"(基本理论、基本知识、基本技能),以"必需、够用"为度,融入学科的新知识、新进展和新技术,力求符合中职学生的认知水平和心理特点,符合社会对护理等相关卫生人才的需求特点,适应岗位对护理专业人才知识、能力和素质的需求。在充分研究、分析已有教材的优缺点的基础上,取其精华,并进行创新,力求建设一套实用性强、适用性广、老师好教学生好学的精品教材。本套教材的编写原则和主要特点如下。

　　(1)紧扣教育部制定的新专业目录、新教学计划和新教学大纲的要求编写,随章节配套习题,全面覆盖知识点与考点,有效提高护士执业资格考试通过率。教材内容的深度和广度严格控制在中等卫生职业教育教学要求的范围内,具有鲜明的中等卫生职业教育特色。

　　(2)紧跟教改,接轨"双证书"制度。紧跟教育部教学改革步伐,注重学业证书和执业资格证书相结合,提升学生的就业竞争力。

（3）体现"工学结合"的人才培养模式和"基于工作过程"的课程模式。

（4）以"必需、够用"为原则，简化基础理论，侧重临床实践与应用。多数理论课程都设有实验或者实训内容，以帮助学生理论联系实践，培养其实践能力，增强其就业能力。

（5）基础课程注重联系后续课程的相关内容，专业课程注重满足执业资格标准和相关工作岗位需求，以利于学生就业，突出卫生职业教育的要求。

本套教材编写理念新颖，内容实用，符合教学实际，注重整体，重点突出，编排新颖，适合于中等卫生职业教育护理、助产、涉外护理等专业的学生使用。这套规划教材得到了各院校的大力支持和高度关注，它将为新时期中等卫生职业教育的发展作出贡献。我们衷心希望这套教材能在相关课程的教学中发挥积极的作用，并得到读者的喜爱。我们也相信这套教材在使用过程中，通过教学实践的检验和实际问题的解决，能不断得到改进、完善。

全国中等卫生职业教育护理专业"双证书"人才培养"十二五"规划教材
编写委员会

前　言

　　本教材属于全国中等卫生职业教育护理专业"双证书"人才培养"十二五"规划教材，是根据《国家中长期教育改革和发展规划纲要(2010—2020年)》中所强调的积极推进学历证书和职业资格证书"双证书"制度的有关精神和卫生部颁布的新一轮教学计划和教学大纲编写的，主要供护理、助产、药剂、检验及口腔工艺技术等专业使用。

　　全书共分12章。在编写中努力体现思想性、科学性、先进性和适用性，按照"够用为度、实用为先"的原则安排教学内容，降低了教材的深度和广度，避免了烦琐的推导和分析，突出了化学与医学、化学与生活的关系。

　　为了便于学生学习和掌握知识，每章内容前列出了学习目标；教学内容中间插入相关知识链接，以提高学生的学习兴趣，扩大学生的知识面；各章末有适量习题供学生课上或课下练习、自测。

　　本教材实行主编负责制，全书由来自9所医学院校的13位教师分工编写、集体审定而成。教材编写过程中，得到了各参编者所在学校的大力支持，在此表示衷心感谢！对本书所引用的参考文献的原作者也深表谢意。

　　限于编者水平，以及时间仓促，教材中难免有错误和不当之处，敬请专家和同行以及使用本教材的教师提出宝贵意见，以便修订和完善。

魏剑平

前言

目 录

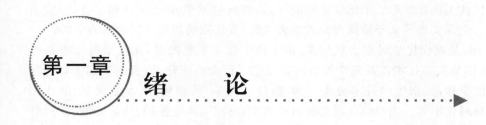

第一章 绪 论

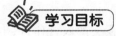 学习目标

掌握：化学研究的对象，学习化学的方法。
熟悉：化学的发展历史。
了解：化学和医学的关系。

一、化学研究的对象

自然界是由物质组成的。种类繁多、存在形式各异的物质是处于不断的运动和变化之中的。物质的各种运动形式是彼此联系的，在一定的条件下可以互相转换。自然科学就是研究物质和物质的相互关系及其运动形式的科学。化学作为自然科学中一门重要的基础科学，它是研究物质的组成、结构、性质、变化及其应用的一门自然科学。化学研究的内容非常丰富和广泛，根据所研究的对象、方法、手段、目的和任务的不同，可将化学分为如下几类。

无机化学：研究元素、单质和无机化合物的来源、制备、结构、性质、变化和应用。

有机化学：研究有机化合物的结构、性质、制备。

分析化学：研究物质成分和含量的测定原理和方法。

物理化学：运用物理学和数学的原理和方法研究物质及其化学变化的基本规律。

生物化学：研究有机体的生命过程。

二、化学的发展历史

化学的发展历史大致可以分为三个时期。17 世纪中叶以前的古代和中古时期，人们的化学知识来源于以实用为目的的具体工艺过程的体验，如制作陶器、冶炼青铜、染色、酿造、医药等实践活动，化学作为一门科学尚未诞生。17 世纪后半叶到 19 世纪后半叶，这一时期随着资本主义工业生产的迅速发展，自然科学也取得了巨大的进步，也是近代化学发展的重要时期，例如：1777 年法国化学家拉瓦锡（A. Lavoisier）提出了燃烧的氧化学说，证明了化学过程中的物质不灭定律；1803 年英国化学家道尔顿（J. Dalton）提出了元素的原子量概念，之后又提出了科学的原子学说；1811 年，意大利化学家阿伏伽德罗（A. Avogadro）提出了分子的概念，进一步充实了分子原子学说，为物质结构价键理论的研究奠

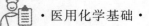

定了基础;原子-分子论建立之后,1869 年,俄国化学家门捷列夫(Mendeleev)对元素周期律的重大发现不仅使无机化学形成了比较完整的体系,而且与原子-分子学说相结合,形成了化学理论体系。化学实现了从经验到理论的重大飞跃,真正被确立为一门独立的学科。

20 世纪开始,是现代化学时期。百年来,由于科学技术迅速发展,化学学科无论是在理论、研究方法还是实验技术以及应用等方面都发生了巨大的变化,原有的基础学科已容纳不下新发展的事物,又衍生出许多分支。如:高分子化学、药物化学、农业化学、地球化学、环境化学、材料化学等。化学的发展必将对诸如生命科学、环境保护、能源开发、新材料的合成利用等重大课题的研究起重要作用。

三、化学与医学的关系

化学不仅与国民经济、国防和科学技术的发展密切相关,也与人类的衣食住行、生老病死有着密切关系。在中国,古代的炼丹术士和巫医就是化学和医学的共同祖先;在欧洲,早在 16 世纪,化学家就提出化学要为医治疾病制造药物的理念。1800 年,英国化学家 H. Davy 发现了一氧化二氮的麻醉作用,他认为可将其用于外科手术,美国医生 Wells 不久之后就将其用于拔牙。后来乙醚、普鲁卡因等更加有效的麻醉药物被发现,无痛外科手术成为可能。1932 年,德国科学家 Domagk 发现一种偶氮磺胺染料可治愈细菌性败血症,受此启发,化学家制备了许多新型的磺胺类药物,并开创了今天的抗生素药物领域。所以,医学的发展与化学密切相关。

化学与我们每个人的生活和生命密切相关,现代医学与化学的关系更加密切。医学是研究人体正常的生理现象和病理现象、寻求防病治病的方法、保障人类健康的科学。人体的生命过程,如消化、吸收、呼吸、排泄等都是体内复杂的化学变化的反映。组成人体的五大化学物质是糖、脂肪、蛋白质、水和无机盐,这些物质在体内的代谢也同样遵循化学的基本原理和规律。与人类健康有关的环境保护、卫生监测、预防保健、疾病的诊断和治疗、药物制剂和药理作用、中草药有效成分的提取、鉴定和新药的研制等,无一不涉及丰富的化学知识。因此,必须掌握一定的化学知识,才能更好地研究生命活动的规律,从而深入了解生命现象的实质。

由于医学和化学的关系密切,世界各国在医学教育中都把化学作为重要的基础课。本教材包括无机化学、有机化学、化学实验三部分内容。学习化学的任务是使学生获得学习医学所必需的化学基本理论、基本知识和基本技能。一方面有利于学生学习后续课程,如生物化学、生理学、药理学等;另一方面是培养学生的逻辑思维能力,提高学生分析问题、解决问题的能力,为学生将来从事专业工作提供更多的思路和方法。

四、化学的学习方法

化学课的特点是理论性强、涉及的概念多,因此难度较大。希望同学们学习化学时,要做到以下几个方面:

(1)课前预习。在每一章节教学之前先浏览一下整章内容,对将要讲授的内容重点和知识难点有一定的了解。这样,学习时从一开始就能争取主动,安排好学习计划,提高学习效率。

(2)认真听课。课堂听讲十分关键,听课时要紧跟教师的思路,积极思考、产生共鸣。

同时,还要做好笔记,记下讲课的重点内容,以备复习。

（3）课后复习。复习和总结是重要的一环。学完一个章节后,应该进行复习小结,复习小结可以是纵向的,也可以是横向的。纵向的总结,就是按书本或讲课的顺序复习总结;横向的总结,就是把性质相近的或是有密切联系的问题,汇集在一起进行分析、归纳、对比,以加深理解,便于记忆。

（4）重视实验。化学是一门以实验为基础的科学,通过实验,能够进一步理解和掌握课程内容,培养学生的动手能力及严谨求实的科学作风。

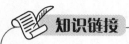 知识链接

生活中的化学

做饼干、蛋糕和面包等食品时,常用一种发酵粉。这种发酵粉实际上是化学疏松剂,它包含两种物质——碳酸氢钠和磷酸二氢钠,把它们放到湿面里,就发生化学变化,冒出二氧化碳气体,产生许多小洞洞,使食品膨松可口。

用来除去皱纹的面霜中含有"阿尔法氢氧酸"和"贝塔氢氧酸"等化合物,它们可以从水果和牛奶中提取,可以溶解人体的皮肤死细胞上附着的脂肪,这种脂肪被消灭,新的皮肤产生,皱纹就减少了。

魏剑平

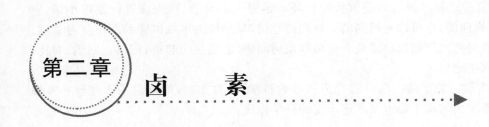

第二章 卤 素

学习目标

掌握：卤素的化学性质及其化合物在医药上的用途。

熟悉：卤素单质的物理性质、化学性质的递变规律。

了解：常见的金属卤化物的性质。

卤素包括氟、氯、溴、碘、砹五种元素，位于周期表中第ⅦA族。它们的原子结构相似，最外电子层都有7个电子，因此它们的化学性质也十分相似。卤素是成盐元素的意思，因为这些元素都易与金属单质直接化合生成典型的盐。卤素通常以化合物的形式广泛存在于自然界中，如氯元素以 $NaCl$、KCl、$MgCl_2$ 等氯化物形态存在于海水、井盐和岩盐中；溴化物常与氯化物共存，但数量较少；碘主要存在于海水中，海带、海藻中都含有较丰富的碘。

卤素中的砹是人工合成的放射性元素，它以微量短暂地存在于镭、锕、钍等天然放射系的蜕变产物中。本章重点介绍氯和氯化物，并在认识氯的基础上，学习氟、溴、碘和它们的化合物。

第一节 氯 气

一、氯气的性质

氯气是由两个氯原子构成的双原子分子（Cl_2）。它有很高的化学活泼性，在自然界中不能以单质的形式存在，均以化合态形式存在。在地壳中氯的含量为0.031%，工业上用电解饱和食盐水来制得氯气，实验室中可用二氧化锰（MnO_2）或高锰酸钾（$KMnO_4$）等强氧化剂在酸性介质中将 Cl^- 氧化成 Cl_2。

（一）氯气的物理性质

氯气在通常情况下呈黄绿色，1个标准大气压下，冷却到−34.6 ℃时，变成黄绿色油状液体，继续冷却到−101 ℃，变成固态氯。

氯气有毒，并有强烈的刺激性，吸入少量氯气会使鼻和咽喉的黏膜发炎，引起胸部疼痛和咳嗽，吸入大量的氯气会中毒致死。

氯气的密度约为空气的2.5倍。氯气能溶于水，在常温下，1体积的水约能溶解2体积的氯气。氯气的水溶液称为氯水,氯水仍具有氯气的刺激性气味。

（二）氯气的化学性质

氯原子的最外电子层上有7个电子,在发生化学反应时容易得到1个电子,使最外电子层达到8个电子的稳定结构(8偶稳定态)。所以,氯气是一种化学性质很活泼的非金属单质,具有很强的氧化性,几乎能跟所有的金属、大多数非金属以及氢气等直接化合,并能跟水和许多化合物发生化学反应。

1. 氯气跟金属的反应

氯气易跟金属直接化合。如金属钠能在氯气中剧烈燃烧,生成白色的氯化钠晶体:

$$2\,Na + Cl_2 \xrightarrow{\text{点燃}} 2\,NaCl$$

又如:在高温时,氯气还能跟铜等不活泼的金属起反应。把一束细铜丝灼热后,立刻放进盛有氯气的集气瓶里,就可以看到红热的铜丝在氯气里燃烧起来,瓶里充满棕色的烟雾,生成了氯化铜晶体颗粒。

$$Cu + Cl_2 \xrightarrow{\text{高温}} CuCl_2$$

同样,将锑粉、灼热的铁屑等放进氯气中,也能反应生成相应的氯化物。

2. 氯气跟非金属的反应

许多非金属可以直接和氯气化合。如:在强光照射下,氯气与氢气混合,会迅速化合成氯化氢,并发生猛烈的爆炸。

$$H_2 + Cl_2 \xrightarrow{\text{光照}} 2\,HCl$$

如果无光照这一条件,在常温下上述反应进行得很慢。纯净的氢气能在氯气里燃烧,同样生成氯化氢气体。

又如:把少量的红磷放在燃烧匙里,点燃后插入盛有氯气的集气瓶里,磷就燃烧发光,生成三氯化磷和五氯化磷。

$$2\,P + 3\,Cl_2 \xrightarrow{\text{点燃}} 2\,PCl_3$$
$$PCl_3 + Cl_2 = PCl_5$$

三氯化磷是重要的化工原料,可用来制造许多磷的化合物,如敌百虫等多种农药。

氯气跟硫化合比较困难,跟氧、氮、碳不能直接化合。

3. 氯气跟水的反应

氯气溶于水中形成氯水,在氯气溶于水的同时,部分氯气可与水发生反应,生成盐酸和次氯酸(HClO):

$$Cl_2 + H_2O = HCl + HClO$$

光照分解: $$2\,HClO \xrightarrow{\text{光照}} 2\,HCl + O_2 \uparrow$$

受热分解: $$3\,HClO \xrightarrow{\triangle} 2\,HCl + HClO_3$$

次氯酸是极弱的酸,不稳定,容易分解。在光照或加热条件下,次氯酸的分解速率加快。次氯酸是一种很强的氧化剂,能杀死水中的细菌,所以常用氯气来消毒饮用水。次氯酸还能使染料氧化成无色的化合物,使其褪色,所以氯气可以用作布匹和纸浆等的漂白剂。用下列实验可以说明这一性质。

【演示实验2-1】 取干燥的和湿润的白色布条各一块,分别放在两个盛着氯气的集气瓶里,用玻璃片盖好,不久便可以看到,湿润的布条褪了色,而干燥的布条却没有褪色。由

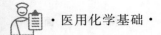

此可见,起漂白作用的是次氯酸而不是氯气本身(因为氯气遇到湿润的布条时与其水反应生成次氯酸)。所以说氯气的漂白作用实际上是次氯酸的氧化作用。

4. 氯气跟碱的反应

氯气跟碱溶液作用,能生成次氯酸的盐类。如氯气与澄清的石灰水反应:

$$2\ Ca(OH)_2 + 2\ Cl_2 =\!=\!= Ca(ClO)_2 + CaCl_2 + 2H_2O$$

工业上就是用氯气和消石灰作用来制取漂白粉。漂白粉的主要成分是 $Ca(ClO)_2$ 和 $CaCl_2$,其有效成分是 $Ca(ClO)_2$。漂白粉用于漂白时,使漂白粉的水溶液跟稀酸或空气中的二氧化碳和水蒸气起反应,就能生成大量的次氯酸。

$$Ca(ClO)_2 + 2\ HCl =\!=\!= CaCl_2 + 2\ HClO$$

$$Ca(ClO)_2 + CO_2 + H_2O =\!=\!= CaCO_3 \downarrow + 2\ HClO$$

所以,漂白粉的漂白原理与氯气的漂白原理是一样的,实质是产生了具有漂白性的次氯酸。漂白粉是带有与氯气相似刺激性气味的白色粉末,具有极强的氧化能力,受光、受热容易分解。放入水中后也能分解产生少量的次氯酸,次氯酸再分解便放出氧气。漂白粉比较稳定,容易保存。

二、氯气的用途

氯气除用于消毒、制造盐酸和漂白粉外,还可以用来制造塑料(如聚氯乙烯塑料薄膜等),氯仿、四氯化碳等有机溶剂及农药等。氯气是一种重要的化工原料。

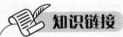

知识链接

氯气的来源

氯气的发现者是瑞典化学家舍勒(C. W. Scheele,1742—1786)。舍勒是在 1774 年发现氯气的。当时他正在研究软锰矿(主要成分是 MnO_2),当他将软锰矿与浓盐酸混合并加热时,产生了一种黄绿色的气体,这种气体的强烈的刺激性气味使舍勒感到极为难受,他确信自己制得了一种新的气体。舍勒制备出氯气以后,把它溶解在水里,发现这种气体的水溶液对纸张、蔬菜和花都具有永久性的漂白作用;他还发现氯气能与金属或金属氧化物发生化学反应。从 1774 年舍勒发现氯气到 1810 年,许多科学家先后对这种气体的性质进行了研究。这期间,氯气一直被当作一种化合物。直到 1810 年,戴维经过大量实验研究,才确认这种气体是由一种元素组成的物质。他将这种元素命名为 Chlorine,这个名称来自希腊文,有"绿色的"意思。我国早年的译文将其译作"绿气",后改为"氯气"。

第二节 卤素单质的性质

一、卤素单质的物理性质

在卤素分子内原子间是以共价键相结合的,而在分子间仅存在着微弱的分子间作用力,随着相对分子质量的增大,卤素单质的密度、熔点、沸点和汽化热等物理性质按 F、Cl、Br、I 的顺序依次增大。卤素单质的物理性质如表 2-1 所示。

表 2-1 卤素单质的一些物理性质

性 质	氟	氯	溴	碘
常况下聚积状态	气	气	液	固
常况下颜色	淡黄绿色	黄绿色	红棕色	紫黑色
熔点/K	53.38	172.02	265.8	386.5
沸点/K	84.86	238.40	331.78	457.35
密度(常温)	1.69 g/L	3.214 g/L	3.119 g/cm^3	4.93 g/cm^3
溶解度(常温下,100 g 水中)	反应	310 cm^3	4.17 g	0.029 g

从上表可以看出,卤素单质在物理性质方面虽有较大差异,但存在规律性变化。常温下,氟、氯是气体,溴是液体,碘为固体。它们的颜色随着原子序数的递增依次由淡黄绿、黄绿、红棕、紫黑色,逐渐变深。常压下其熔点也依次逐渐升高。它们虽都能溶于水(氟与水反应),但溶解度不大,且依次减小,与其相比在有机溶剂中的溶解度要大得多,如溴和碘易溶于汽油、酒精、氯仿、四氯化碳等有机溶剂。医药上消毒用的碘酊,就是碘的酒精溶液。

除了这些递变规律外,卤素单质还存在一些特殊的物理性质。液体溴容易挥发成溴蒸气,保存时应该密封。固态的碘具有较高的蒸气压,它在加热时不经过熔化直接变成碘蒸气,碘遇冷又重新凝聚成固体。这种固体物质不经过转变成液态而直接变成气态的现象称为升华。利用碘的这一特性,可以对碘进行精制。另外,所有卤素单质均具有刺激性气味和毒性。吸入它们的气体,会强烈刺激眼、鼻、气管等黏膜而引起炎症,吸入较多的蒸气时会发生严重中毒,甚至造成死亡。因此,使用时要特别小心。

二、卤素单质的化学性质

氟、溴、碘原子的最外层电子与氯原子相似,都是 7 个电子(见表 2-2),都倾向于获得一个电子而成为稳定的负一价离子,因此它们的化学性质跟氯有很大的相似性。它们都是活泼的非金属元素,而且其活泼性从氟到碘逐渐减弱,反应的激烈程度很不相同。这主要由于它们的核外电子层数及原子半径大小不同,导致得电子能力不同,化学活泼性(非金属性)也不同,并按 F_2、Cl_2、Br_2、I_2 的顺序呈现出规律性。卤素单质的化学性质可以概括为以下几方面。

表 2-2 卤素的原子结构

元素名称	元素符号	核电荷数	电子层结构	单质	原子半径/(10^{-10} m)	X$^-$半径/(10^{-10} m)	X$_2$分子内作用(离解能)/(kJ/mol)
氟	F	9	2 7	F_2	0.71	1.38	154.8
氯	Cl	17	2 8 7	Cl_2	0.99	1.81	246.7
溴	Br	35	2 8 18 7	Br_2	1.14	1.96	193.2
碘	I	53	2 8 18 18 7	I_2	1.33	2.20	150.9

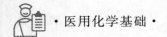

（一）与金属的作用

氟、溴、碘都像氯一样能跟一些金属发生激烈程度不同的反应。氟能强烈地与所有金属作用；氯也能与各种金属作用，有些反应要加热，反应也较剧烈；溴和碘在常温或不太高的温度下，能与较活泼的金属反应，一般可以与氧化合的金属（除了贵金属），也同样能与溴和碘反应，只是要在较高的温度条件下。

金属卤化物的稳定性，随氟化物、氯化物、溴化物、碘化物的顺序依次递减。氟化物最稳定，而碘化物最不稳定。

（二）与非金属作用

在低温下，氟仍能与硫、磷、砷、硼、碳、硅等非金属元素化合。而且氟与非金属作用常常是剧烈的。

氯也能与大多数非金属元素直接化合，但反应的程度不如氟剧烈。

例如氯与硫的反应：

$$2\,S + Cl_2 \Longrightarrow S_2Cl_2$$
$$S + Cl_2（过量）\Longrightarrow SCl_2$$

溴和碘也有类似作用，但反应的剧烈程度又较氯要差，例如：

$$2\,P + 3\,Br_2 \Longrightarrow 2\,PBr_3（在干燥条件下）$$
$$2\,P + 3\,I_2 \Longrightarrow 2\,PI_3（同样在干燥条件下）$$

（三）卤素与氢气作用

和氯气一样，氟、溴、碘都能跟氢气直接化合，生成卤化氢。但反应时的剧烈程度则明显地按照氟、氯、溴、碘的顺序依次减弱。

氟的性质比氯更活泼，氟气跟氢气的反应不需光照，在暗处就能剧烈化合，放出大量的热，并发生爆炸。

$$F_2 + H_2 \Longrightarrow 2\,HF + 53.71\ kJ$$

溴的性质不如氯活泼，溴跟氢气的反应在达到 500℃时，才较明显地进行。

$$Br_2 + H_2 \overset{\triangle}{\Longrightarrow} 2\,HBr + 72.38\ kJ$$

碘的性质比溴更不活泼。碘跟氢气的反应必须在不断加强热的条件下，才能缓慢进行，而且生成的碘化氢很不稳定，同时发生分解。

$$I_2 + H_2 \overset{高温}{\Longrightarrow} 2\,HI - 51.88\ kJ$$

上述反应生成的卤化氢，其热稳定性也不同，按 HF、HCl、HBr、HI 的顺序急剧下降。和氯化氢一样，HF、HBr、HI 都是无色气体，有刺激性气味，其中氟化氢毒性最大，并有强烈的腐蚀性。它们在潮湿的空气中都发烟，说明都易溶于水，溶解于水中便成为酸，分别称为氢氟酸、氢溴酸和氢碘酸。它们和盐酸一样，都具有酸的通性。

氢氟酸还能溶解二氧化硅和硅酸盐，发生如下反应：

$$SiO_2 + 4\,HF \Longrightarrow SiF_4 \uparrow + 2\,H_2O$$
$$CaSiO_3 + 6\,HF \Longrightarrow SiF_4 \uparrow + CaF_2 + 3\,H_2O$$

二氧化硅是玻璃的组成部分，故氢氟酸能腐蚀玻璃。所以保存氢氟酸不能用玻璃容器。而且利用这一性质，可以用氢氟酸在玻璃上刻花纹和在玻璃容器上刻标度。

（四）卤素跟水的作用

卤素与水发生两种重要的反应：

$$2X_2 + 2H_2O == 4H^+ + 4X^- + O_2\uparrow$$

$$X_2 + H_2O == H^+ + X^- + HXO$$

理论和实验均说明：氟与水激烈反应放出氧气；氯只有在光照下才能与水发生此反应，而且很缓慢；溴与水反应极慢；碘与水不发生此反应，相反其逆反应倒可以进行。

氟与水反应不能生成次氟酸，氯、溴、碘与水反应可生成相应的次卤酸，但都属可逆性反应，反应活性按氯、溴、碘的次序逐渐减弱。

（五）卤素与碱的作用

卤素与碱的反应与热条件有关，在冷条件下，发生如下反应：

$$X_2 + 2OH^- \xrightarrow{冷} X^- + XO^- + H_2O$$

在加热条件下按下式反应：

$$3X_2 + 6OH^- \xrightarrow{热} 5X^- + XO_3^- + 3H_2O$$

注：上两种反应只有氯、溴、碘可发生，而氟按下式进行：

$$2F_2 + 2OH^- == 2F^- + OF_2\uparrow + H_2O$$

（六）碘与淀粉作用

碘遇到淀粉就显示蓝色，这是一种碘的特殊性质。利用碘的这个特性，可以检验碘或淀粉的存在，其他卤素单质无此性质。

（七）卤素间的置换关系

卤素单质能把电负性比它小的卤素，从后者的卤化物中置换出来，即氟能把氯、溴、碘从它们相应的固态卤化物中置换出来。氯能把溴和碘从它们的卤化物溶液中置换出来，而溴又能从碘化物中把碘置换出来，例如以下三个化学反应：

$$2NaBr + Cl_2 == 2NaCl + Br_2$$

$$2KI + Cl_2 == 2KCl + I_2$$

$$2KI + Br_2 == 2KBr + I_2$$

而相反的反应则不能发生。这也说明了卤素单质的氧化能力有以下次序：$F_2 > Cl_2 > Br_2 > I_2$。

卤素从其原子结构上看，最外层都有 7 个电子，在发生反应时，容易得到电子，所以卤素是活泼的非金属。但是氟、氯、溴、碘随着核电荷数的增大，核外电子层数依次增加，原子半径依次增大，原子对核外电子的吸引力依次减弱，故它们在反应中得到电子的能力依次减弱，即非金属活泼性依次减弱。如：氟的原子半径较小，外层电子受到核的吸引力很强，所以它得电子的能力也很强，单质的非金属性最活泼，所生成的氟化氢最稳定，生成时反应最剧烈，放热也最多。碘的原子半径最大，最外层电子受到核的吸引力较弱，它得到电子的能力也较弱，所以非金属性也较弱，因此生成的碘化氢不稳定，生成时要吸热。氯和溴的非金属性是介于氟与碘之间的。氯比溴又活泼一些。总的看来，化学性质基本上相似，但又有差别。卤素是活泼的非金属元素，它们的活泼性又随着核电荷数的增加、原子半径的增大而减弱。

第三节　常见的金属卤化物

卤素和电负性较小的元素生成的化合物称为卤化物。卤化物又可分为金属卤化物和非金属卤化物两大类。金属卤化物的性质由于金属元素电负性、离子半径、电荷以及卤素本身的电负性的不同而存在很大差异。碱金属、碱土金属元素的电负性小,离子半径大,电荷低,所形成的卤化物是离子型的盐,它们都有高的熔点和沸点。同一金属的卤化物,依由氟到碘的顺序离子性依次降低,共价性依次增加,它们的熔点和沸点依次降低。如表 2-3 所示。

表 2-3　卤化物的熔点和沸点

卤　化　物	NaF	NaCl	NaBr	NaI
熔点/K	1266	1074	1028	934
沸点/K	1977	1738	1666	1573

以下介绍几种常见的金属卤化物。

(1) 氯化钠($NaCl$):白色立方形结晶或结晶性粉末,易溶于水。用 NaCl 配成的生理盐水,大量用在出血过多、严重腹泻所引起的缺水病症,也可用来洗涤伤口。

(2) 氯化钾(KCl):白色结晶性粉末或无色立方结晶,易溶于水。氯化钾是一种利尿药,可用于心脏或肾脏性水肿,亦可用于缺钾症。

(3) 溴化钠($NaBr$):白色结晶性粉末,露置于空气中易潮解,易溶于水,难溶于醇,与溴化钾、溴化铵制成三溴片或单独使用,作镇静剂。

(4) 碘化钾(KI):无色结晶,味苦咸,轻微地潮解,易溶于水和醇,久露于空气中易被氧化析出 I_2。其水溶液久置于空气中也易氧化变黄,发黄变质的 KI 可用来配制碘酊。碘化钾能促进细胞的新陈代谢,对甲状腺肿大、慢性关节炎、动脉血管硬化等症有疗效。

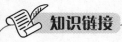

知识链接

碘的生理作用

碘有极其重要的生理作用,人体中的碘主要存在于甲状腺内。甲状腺内的甲状腺球蛋白是一种含碘的蛋白质,是人体的碘库。一旦人体需要,甲状腺球蛋白就很快水解为有生物活性的甲状腺激素,并通过血液到达人体的各个组织。

甲状腺激素是一种含碘的氨基酸,它具有促进体内物质和能量代谢、促进身体生长发育、提高神经系统的兴奋性等生理功能。

人体中如果缺碘,甲状腺就得不到足够的碘,甲状腺激素的合成就会受到影响,使得甲状腺组织产生代偿性增生,形成甲状腺肿(即我们常说的"大脖子病")。甲状腺肿等碘缺乏病是世界上分布最广、发病人数最多的地方病。我国是世界上严重缺碘的地区,全国有四亿多人缺碘。1990 年 9 月,71 个国家的政府首脑签署了《九十年代儿童生存、保护和发展世界宣言》和《行动计划》,把在 2000 年全球消除碘缺乏病作为主要目标。

小 结

卤素包括氟、氯、溴、碘、砹五种元素,它们是一族非金属元素。卤素原子结构的相同点是最外电子层都有 7 个电子,在化学反应中容易得到 1 个电子,形成稳定的 8 偶稳定态;差别之处是核电荷数不同,电子层数不同,原子半径也不同,且均呈递变规律,由此造成了卤族元素之间既基本相似,又存在差别,而且呈规律性递变。卤族元素都具有较强的氧化性,其中氟的氧化性最强,氯、溴、碘随着其原子半径的增大,氧化性逐渐减弱。卤素的物理及化学性质归纳见表 2-4。

表 2-4　卤素的物理及化学性质归纳

化 学 式		F_2	Cl_2	Br_2	I_2
物理性质	颜色	淡黄绿色	黄绿色	深红棕色	紫黑色
	状态	气体	气体	液体	固体
	密度	1.69 g/L	3.214 g/L	3.119 g/cm³	4.93 g/cm³
	熔点、沸点	逐渐升高 →			
化学性质	与 H_2 反应	在冷暗处就能剧烈化合而爆炸,生成的 HF 很稳定	在强烈照射下剧烈化合而爆炸,生成的 HCl 较稳定	在高温下较缓慢地化合,生成的 HBr 较不稳定	持续加热就缓慢地化合,生成的 HI 很不稳定,同时发生分解
	与 H_2O 反应	迅速反应,放出 O_2	与水反应,生成 HCl 和 HClO	与水反应,但反应较氯弱	与水只起微弱的反应
	置换反应	能把氯、溴、碘从它们的卤化物中置换出来	能把溴、碘从它们的卤化物中置换出来	能把碘从碘化物中置换出来	不能把其他卤素从它们的卤化物中置换出来

能力检测

一、选择题(A1 型题)

(1) 用自来水养金鱼时,通常先将自来水日晒一段时间后,再注入鱼缸,其目的是( )。

A. 利用阳光中的紫外线杀死水中的细菌　　B. 提高水温,有利于金鱼生长

C. 增加水中氧气的含量　　　　　　　　　D. 促进水中的次氯酸分解

(2) 向下列溶液中加入 $AgNO_3$ 溶液和稀硝酸,生成不溶于稀硝酸的白色沉淀的是( )。

A. 溴化钠　　　　　B. 氯酸钾　　　　　C. 氯化钠　　　　　D. 四氯化碳

(3) 关于次氯酸性质的描述,错误的是( )。

A. 能使潮湿的有色布条褪色　　　　　B. 是一种强氧化剂

C. 具有消毒、杀菌作用　　　　　　　D. 稳定、不易分解

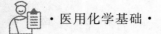

（4）氟是人体必需的微量元素之一，下列关于氟的描述中正确的是（　　）。

A. 氟与水反应缓慢，生成 HF 和 O_2

B. 大量吸入氟对人体不会造成危害

C. 长期饮用高氟水会引起一些疾病，因此应控制饮用水的含氟量

D. HF 在常温下是无色气体，它的水溶液是强酸

（5）不能使湿润的碘化钾淀粉试纸变蓝色的物质是（　　）。

A. 氯化钾　　　　　B. 溴水　　　　　C. 碘酒　　　　　D. 氯气

二、填空题

（1）卤素单质与金属反应生成_____，按 F_2、Cl_2、Br_2、I_2 的顺序反应能力_____。

（2）漂白粉的有效成分是_____。漂白粉在空气中会逐渐失效，是因为_____。

（3）在 KI 淀粉溶液中通入氯气，溶液变_____，是因为_____。

（4）氟、氯、溴、碘单质在常温下聚积状态分别为 _____、_____、_____、_____，其颜色分别为 _____、_____、_____、_____。

三、简答题

（1）氯气是有毒的，为什么饮用的自来水还要用氯气来消毒？

（2）氯水为什么能用来漂白？干燥的氯气为什么没有漂白作用？

（3）漂白粉的主要成分是什么？有效成分是什么？使用漂白粉时为什么常要加入盐酸或醋酸？

（4）碘化钾为无色结晶，为什么久露于空气中会变黄？

刘波涛

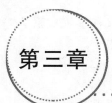

第三章

物质结构和元素周期律

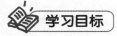

掌握：元素周期表的结构、元素周期表中元素性质的递变规律。

熟悉：离子键与共价键、原子核外电子的排布。

了解：原子的组成、同位素、元素周期律、氢键。

第一节　原　子　结　构

一、原子的组成和同位素

（一）原子的组成

原子由居于原子中心带正电荷的原子核和核外带负电荷的电子构成。原子很小，但原子核又比原子小很多，其半径为原子半径的几万分之一，其体积只占原子体积的几千亿分之一。原子核由质子和中子两种粒子构成。

原子作为一个整体不显电性，而核电荷数又是由质子数决定的，因此：

$$核电荷数（Z）＝核内质子数＝核外电子数$$

因为电子的质量很小，所以原子的质量主要集中在原子核上。质子和中子的相对质量都近似为 1，如忽略电子的质量，将核内所有的质子和中子的相对质量取近似整数值相加所得的数值，称为质量数，用符号 A 表示。中子数用符号 N 表示。因此

$$质量数（A）＝质子数（Z）＋中子数（N）$$

以 $_Z^A X$ 代表一个质量数为 A、质子数为 Z 的原子，那么组成原子的粒子间的关系可以表示为

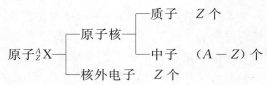

（二）同位素

由于原子核由质子与中子组成（质量数为 1 的氢原子除外），在自然界中，常有同种元

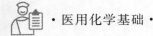

素出现质子数相同而中子数不同的情况。核内质子数相同,中子数不同的同种元素的不同原子互称为同位素。

例如,氢有三种同位素:氕 H,原子核内有 1 个质子,无中子;氘 D(又称重氢),原子核内有 1 个质子,1 个中子;氚 T(又称超重氢),原子核内有 1 个质子,2 个中子。

同位素的特点概括如下:

(1) 同位素的化学性质几乎完全相同,物理性质有一定差异。

(2) 在自然界中的某种元素,不论其是游离态或化合态,各同位素原子个数的百分比一般为定值。

(3) 同种元素的不同的同位素原子也可组成不同的单质或化合物分子。

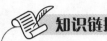

同位素在医学上的应用

放射性同位素用于医学领域已有 90 多年的历史,到 20 世纪 30 年代利用镭治疗肿瘤达到盛期,到 50 年代后,随着核技术和医学的相互结合,形成了一门年轻学科——核医学。核医学的发展是医学现代化的重要标志之一,它不仅为阐明代谢过程、探讨生命活动的物质基础及客观规律提供了灵敏、特异、快速和方便的研究手段,也为临床诊断、放射治疗、医学科学研究开辟了新的途径。

目前,世界上生产的放射性核素有 80%～90%用于医学,其中 30 多种核素大量用于临床。

二、原子核外电子的排布

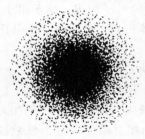

核外电子在原子核外作高速运动,这种运动没有确定的轨道。我们不能同时准确地测定电子在某一时刻所处的位置和速度,也不能描绘出它的运动轨迹。因此常用一种表示电子在一定时间内在核外空间出现概率的模型来描述电子的运动。由于这个模型很像一团疏密不等的"云",因此,我们形象地把它称为"电子云",如图 3-1 所示。

图 3-1 电子云

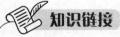

原子结构模型的演变

原子结构模型是科学家根据自己的知识,对原子结构的形象描摹。一种模型代表了人类对原子结构认识的一个阶段。人类认识原子的历史是漫长的,也是无止境的。下面介绍的几种原子结构模型形象地表示出了人类对原子结构认识的发展过程。

道尔顿原子模型(1803 年):①原子都是不能再分的粒子;②同种元素的原子的各种性质和质量都相同;③原子是微小的实心球体。

汤姆生原子模型(1904 年):电子是平均分布在整个原子上的,就如同散布在一个均匀的正电荷的海洋之中,它们的负电荷与那些正电荷相互抵消。

卢瑟福原子模型(1911 年):①原子的大部分体积是空的;②在原子的中心有一个很小的原子核;③原子的全部正电荷在原子核内,且几乎全部质量均集中在原子核内部,带负电的电子在核空间进行绕核运动。

玻尔原子模型(1913 年):电子在原子核外空间的一定轨道上作高速圆周运动。

电子云模型(1927—1935 年):现代物质结构学说。

随着科学技术的发展,人类还会进一步深化对原子的认识。

在多电子原子中,由于电子的能量不同,它们运动的区域也不相同。通常,能量低的电子在离原子核较近的区域运动,能量高的电子在离原子核较远的区域运动。因此,我们可以把核外电子运动的不同区域分成不同的电子层,并用 $n=1、2、3、4、5、6、7$ 表示从内到外的电子层数,分别为 K、L、M、N、O、P、Q 层。n 值越大,电子能量越高,离原子核越远。电子先排布在能量最低的电子层里,即最先排布在 K 层,K 层排布满后,再排布 L 层,依此类推。稀有气体元素原子电子层排布如表 3-1 所示。

表 3-1　稀有气体元素原子电子层排布

核电荷数	元素名称	元素符号	各电子层的电子数					
			K	L	M	N	O	P
2	氦	He	2					
10	氖	Ne	2	8				
18	氩	Ar	2	8	8			
36	氪	Kr	2	8	18	8		
54	氙	Xe	2	8	18	18	8	
86	氡	Rn	2	8	18	32	18	8

从上表可以看出,K、L、M 层最多能排布的电子数目分别为 2、8、18,而且不论原子有几个电子层,其最外层中的电子数目最多为 8 个(氦原子为 2 个)。因此,原子最外层中有 8 个电子(K 层为最外层时,最多为 2 个电子)的结构是比较稳定的。

由此,我们可以得到以下规律:

(1) K 层为最外层时,最多能容纳的电子数为 2;

(2) 除 K 层外,其他层为最外层时,最多能容纳的电子数为 8;

(3) 次外层最多能容纳的电子数为 18;

(4) 倒数第 3 层最多能容纳的电子数为 32;

(5) 第 n 层最多能容纳的电子数为 $2n^2$。

三、原子结构与元素性质的关系

元素性质与原子结构有密切的关系,主要是与原子核外电子的排布(特别是原子核外最外层电子数)有关,原子结构相似的元素在化学性质上表现出一定的相似性和递变性。

第二节　元素周期律和元素周期表

在卤素的学习中,我们已经认识到元素与元素之间存在着某种内在联系,现在就来学习元素之间存在着什么内在联系,探索这种内在联系的本质。

元素的性质随着核电荷数的递增而呈现周期性变化的规律称为元素周期律。元素周期律由门捷列夫首先发现,他根据此规律创制了元素周期表。

一、元素周期律

以核电荷数 1~18 的元素为例,从核外电子排布、原子半径和化合价分别归纳学习。为了方便,按照核电荷数从小到大的顺序给元素编号,称为原子序数。原子序数在数值上与这种原子的核电荷数相等。

(一)原子核外电子排布的周期性变化

通过图 3-2 的比较,原子核外电子层数和最外层电子数呈现某种规律性的变化,归纳如表 3-2 所示。

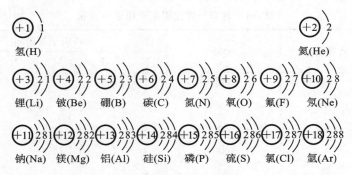

图 3-2　1~18 号元素的核外电子排布

表 3-2　随着原子序数的递增,1~18 号元素原子核外电子排布变化的规律性

原子序数	电子层数	最外层电子数	达到稳定结构时的最外层电子数
1~2	1	1~2	2
3~10	2	1~8	8
11~18	3	1~8	8

结论:随着原子序数的递增,元素原子的核外电子排布呈现周期性变化。周期性变化不是机械性的重复,而是在不同层次上的重复。

(二)原子半径的周期性变化

根据图 3-3,我们不难看出:从左到右,随着原子序数的递增,元素原子的半径逐渐减小;从上到下,随着原子序数的递增,元素原子的半径逐渐增大。

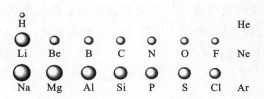

图3-3 1～18号元素的原子半径

结论:随着原子序数的递增,元素的原子半径呈现周期性变化。

(三)元素化合价的周期性变化

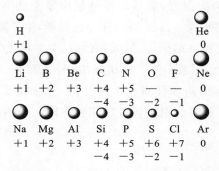

图3-4 1～18号元素的化合价

由图3-4可以看出,随着元素原子序数的递增,元素的化合价呈现某种规律性的变化,归纳如表3-3所示。

从图3-4和表3-3可以看出,从左到右,随着原子序数的递增,正价逐渐升高,而负价绝对值逐渐降低。

表3-3 随着原子序数的递增,1～18号元素原子核外电子排布变化的规律性

原 子 序 数	化合价的变化
1～2	+1 ⟶ 0
3～10	+1 ⟶ +5
	−4 ⟶ −1 ⟶ 0
11～18	+1 ⟶ +7
	−4 ⟶ −1 ⟶ 0

通过以上事实,可以归纳出元素的性质是随着元素原子序数的递增而呈现周期性变化的。元素性质的周期性变化是元素原子核外电子排布呈周期性变化的必然结果。

二、元素周期表

根据元素周期律,把电子层数目相同的各种元素,按原子序数递增的顺序从左到右排成横行,再把不同横行中最外层电子数相同的元素,按电子层数递增的顺序从上到下排成

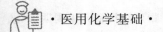

纵行,这样就可以得到元素周期表。元素周期表是元素周期律的具体表现形式,它反映了元素之间相互联系的规律,是我们学习医用化学的重要工具。

(一)元素周期表的结构

1. 周期

元素周期表有 7 个横行,也就是有 7 个周期。具有相同电子层数,并按照原子序数递增的顺序排列的一个横行称为一个周期。周期的序数等于该周期元素原子具有的电子层数。

除第 1 周期、第 7 周期外,每一周期的元素都是从最外层电子数为 1 的碱金属开始,逐渐过渡到最外层电子数为 7 的卤素,最后以最外层电子数为 8 的稀有气体元素结束。其中,第 1、2、3 周期称为短周期,第 4、5、6 周期称为长周期,第 7 周期称为不完全周期。

第 6 周期中,57 号元素镧(La)到 71 号元素镥(Lu)共 15 种元素,它们的原子电子层结构和性质十分相似,总称镧系元素。第 7 周期中,89 号元素锕(Ac)到 103 号元素铹(Lr)共 15 种元素,它们原子电子层结构和性质也十分相似,总称锕系元素。为了使表的结构紧凑,将全体镧系元素和锕系元素分别按各自周期放在同一个格内,并按原子序数递增的顺序分两行列在表的下方。

2. 族

元素周期表中有 18 个纵行。除第 8、9、10 三个纵行合并称为第Ⅷ族元素外,其余 15 个纵行,每个纵行称为一族。由短周期和长周期元素共同构成的族称为主族,在族序数(习惯用罗马数字表示)后标 A 表示主族元素,如ⅠA、ⅡA 等,共有七个主族。主族的族序数等于该主族元素的最外层电子数。完全由长周期元素构成的族称为副族,在族序数后标 B 表示,如ⅠB、ⅡB 等,共有七个副族。稀有气体元素的化学性质非常不活泼,通常状况下难以与其他物质发生化学反应,化合价被看为 0,故称为 0 族。

(二)元素的性质与元素在周期表中位置的关系

元素在元素周期表中的位置,反映了其原子结构和一定性质。因此,可以根据某元素在周期表中的位置推测它的原子结构和某些性质。同样,也可以根据元素的原子结构推测出它在周期表中的位置。

1. 元素的金属性和非金属性

同一周期中,各元素的原子核外电子层数虽然相同,但从左到右核电荷数依次增加,原子半径逐渐减小,失电子能力逐渐减弱,同时得电子能力逐渐增强。因此,金属性逐渐减弱,非金属性逐渐增强。

同一主族中,从上到下各元素的电子层数逐渐增多,原子半径逐渐增大,失电子能力逐渐增强,得电子能力逐渐减弱。所以,金属性逐渐增强,非金属性逐渐减弱。

根据金属性和非金属性的递变规律,可以在周期表中对金属元素和非金属元素进行分区(见图 3-5)。虚线的左面是金属元素,右面是非金属元素。周期表的左下方是金属性最强的元素,右上方是非金属性最强的元素。由于元素的金属性和非金属性之间没有严格的界限,因此,位于虚线附近的元素既能表现出一定的金属性,又能表现出一定的非金属性。

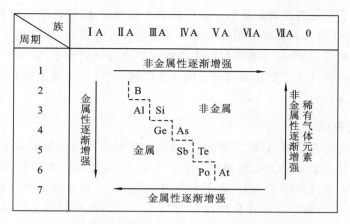

图 3-5 元素金属性和非金属性的递变

2. 元素的化合价

元素的化合价与原子的电子层结构特别是最外层电子数目有密切关系。

元素周期表中,主族元素的最高正化合价等于它所在的族序数,这是因为族序数与最外层电子数相同。

非金属元素的最高正化合价,等于原子所能失去的最外层电子数目;而其负化合价,则等于使原子最外层达到 8 个电子稳定结构所需要得到的电子数目。因此,非金属元素的最高正化合价和负化合价的绝对值之和等于 8。

第三节 化 学 键

一、化学键及其类型

元素的性质主要取决于该元素原子的电子层结构,而物质的性质主要取决于该物质的分子结构,即组成分子的原子种类、各原子的相互结合方式。在自然界中,除了稀有气体为单原子分子外,其他元素的原子都是互相结合成分子或晶体。分子或晶体之所以能稳定存在,是由于分子或晶体中的原子间存在强烈的相互作用。通常把分子或晶体内相邻原子(或离子)间强烈的相互作用称为化学键。化学键可分为离子键、共价键、金属键等。本节重点介绍离子键和共价键。

(一) 离子键

1. 离子键的形成

离子键就是由原子得失电子后,生成的阴阳离子之间靠静电作用而形成的化学键。

一般活泼的金属元素(ⅠA、ⅡA元素)和活泼的非金属元素(ⅥA、ⅦA元素)化合时,都能形成离子键。例如:$NaCl$、CaF_2、K_2O、MgO 等均是由离子键形成的化合物。

2. 离子键的特点

离子键的特点是没有方向性和饱和性。

任何一个离子都可以看成是具有一定电荷和半径的圆球,核外电荷对称地分布在原子周围,因此在空间任何方向上吸引相反电荷离子的能力是等同的,所以离子键无方向性;同时只要空间位置允许,每个离子将尽可能多地吸引相反电荷的离子,即每一个阴、阳离子吸引相反电荷离子的数目并不受其本身所带电荷的限制,所以离子键无饱和性。

(二) 共价键

1. 共价键的形成

当形成化学键的两个原子(称成键原子)吸引电子能力相同或相差不大时,电子不能从一个原子转移到另一个原子上而形成阴、阳离子,此时不能形成离子键,而是形成了共价键。我们把原子间通过共用电子对(电子云重叠)而形成的化学键称为共价键。在已知的全部化合物中,以共价键结合的化合物占 90% 以上,因此,在所有的化学键中,共价键具有非常重要而特殊的地位。

共价键可用电子式和结构式两种方法表示。例如:碳原子最外层电子层的 4 个电子,能与 4 个氢原子形成 4 个共价键,组成甲烷分子 CH_4。如果以"·"表示碳原子的最外层电子,以"×"表示氢原子的 1 个电子,则图 3-6 所示是甲烷分子的电子式;如果把电子式中的共用电子对改用短线表示,即图 3-7 所示为甲烷分子的结构式。

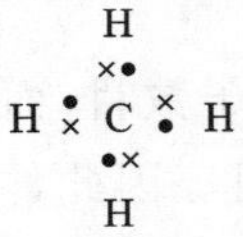

图 3-6　甲烷分子的电子式 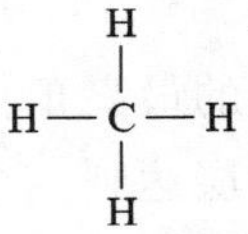　　　　　　　图 3-7　甲烷分子的结构式

这种能表示分子结构的式子称为结构式。

2 个原子间共用 1 对电子形成的共价键称为单键,常用"—"表示;共用 2 对电子所形成的共价键称为双键,常用"="表示;共用 3 对电子所形成的共价键称为叁键,常用"≡"表示。例如:

$$H—H \qquad O=O \qquad N≡N$$
　　单键　　　　　　双键　　　　　　叁键

2. 共价键的特点

共价键的特点是具有饱和性和方向性。

(1) 饱和性。

在共价键的形成过程中,因为每个原子所能提供的未成对电子数是一定的,一个原子的一个未成对电子与另一个原子的未成对电子配对后,就不能再与其他电子配对,即每个原子能形成的共价键总数是一定的,这就是共价键的饱和性。

例如,H 原子只有 1 个未成对电子,所以只能与另一个 H 原子形成 H_2,而不能再与其他原子成键;氧原子有 2 个未成对电子,所以只能与 2 个 H 形成 H_2O,而不能形成 H_3O。

(2) 方向性。

由于共价键是由成键原子的原子轨道重叠而形成的,除 s 轨道是球形的以外,其他原子轨道都有其固定的延展方向,所以在形成共价键时,轨道重叠也有固定的方向,原子轨道重叠越多,两核间电子云越密集,形成的共价键也就越稳定。因此共价键具有方向性。

*二、分子的极性

任何分子都是由带正电荷的原子核和带负电的电子所组成的,可以认为分子中存在一个正电荷重心和一个负电荷重心。根据正、负电荷重心是否重合,可以把分子分为极性分子和非极性分子。正、负电荷重心重合的分子是非极性分子,不重合的是极性分子。

同种元素的原子间形成的共价键(如 H—H、Cl—Cl 等)中,两个原子对共用电子对的吸引力完全相同,共用电子对不偏向于任何一方,电子云在两核间均匀分布,这种键称为非极性键。而不同种元素的原子间形成的共价键(如 H—Cl、H—F 等),电子云集中在吸引电子能力较强的原子一方,造成正、负电荷在两个原子间分布不均匀,吸电子能力强的原子一端带部分负电荷,吸电子能力弱的原子一端带部分正电荷,这种共价键称为极性键。对于双原子分子,分子的极性与键的极性是一致的,即由极性键形成的分子是极性分子(如 HCl、HBr、HI 等),由非极性键形成的分子是非极性分子(如 H_2、O_2、N_2 等)。

对多原子分子而言,分子是否有极性不仅与键的极性有关,还与分子的空间构型有关。多原子分子具有对称结构而使键的极性能互相抵消,分子就是非极性分子;若分子的空间构型不能使键的极性互相抵消,分子就是极性分子。

*三、分子间的作用力和氢键

(一)分子间作用力

分子间作用力(又称范德华力)是指除了原子间较强的作用力之外的在分子之间存在的一种较弱的相互作用力。分子间力可分为色散力、诱导力和取向力三种。一般来说,相对分子质量越大,分子所含的电子数越多,分子间的色散力越大;分子的极性强度越大,分子变形性大,分子间距离小,诱导力就大;分子的极性越强,分子间的取向力越大。

在非极性分子之间只存在色散力;在极性分子和非极性分子间,存在着色散力和诱导力;在极性分子之间,存在着色散力、诱导力和取向力。

(二)氢键

在 HF 分子中,H 和 F 原子以共价键相结合,由于 F 吸引电子的能力很强,因此电子对强烈地偏向 F 原子一方,结果使 H 原子一端显正电性,F 原子一端显负电性。由于 H 原子半径很小,又只有一个电子,当电子强烈地偏向 F 原子后,H 原子几乎成为一个裸露的原子核,因此正电荷密度很高,可以和相邻的 HF 分子中的 F 原子产生静电吸引作用,这种作用称为氢键,可表示为 F—H···F。"···"表示所形成的氢键。氢键的通式可表示为:X—H···Y。

一般分子形成氢键必须具备两个基本条件:

(1)分子中必须有一个与电负性很强的元素形成强极性键的氢原子;

(2)分子中必须有带孤对电子、电负性大、原子半径小的元素。

氢键不是化学键,它比化学键弱很多,是一种特殊的分子间力。氢键常在同类分子或不同类分子间形成,称为分子间氢键,如氟化氢、氨水等。分子间形成的氢键,对物质的某些物理性质产生很大的影响。

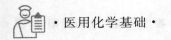

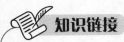

氢键对物质性质的影响

氢键通常是物质在液态时形成的,但形成后有时也能继续存在于某些晶态甚至气态物质之中。例如在气态、液态和固态的 HF 中都有氢键存在。能够形成氢键的物质很多,如水、水合物、氨合物、无机酸和某些有机化合物。氢键的存在,会影响到物质的某些性质。

一、熔点、沸点

分子间有氢键的物质熔化或汽化时,除了要克服纯粹的分子间力外,还必须提高温度,额外地供应一份能量来破坏分子间的氢键,所以这些物质的熔点、沸点比同系列氢化物的熔点、沸点高。分子内生成氢键,熔点、沸点常降低。例如有分子内氢键的邻硝基苯酚的熔点(45 ℃)比有分子间氢键的间位的熔点(96 ℃)和对位的熔点(114 ℃)都低。氢键与沸点关系见图 3-8。

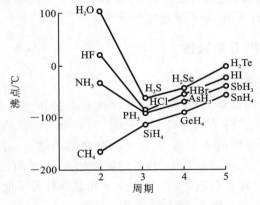

图 3-8　氢键与沸点关系图

二、溶解度

在极性溶剂中,如果溶质分子与溶剂分子之间可以形成氢键,则溶质的溶解度增大。HF 和 NH_3 在水中的溶解度比较大,就是这个缘故。

三、黏度

分子间有氢键的液体,一般黏度较大。例如甘油、磷酸、浓硫酸等多羟基化合物,由于分子间可形成众多的氢键,这些物质通常为黏稠状液体。

四、密度

液体分子间若形成氢键,有可能发生缔合现象,例如液态 HF,在通常条件下,除了正常简单 HF 分子外,还有通过氢键联系在一起的复杂分子$(HF)_n$。其中 n 可以是 2,3,4,…。这种由若干个简单分子连成复杂分子而又不会改变原物质化学性质的现象,称为分子缔合。分子缔合会影响液体的密度。

小　结

一、原子的结构

（1）核电荷数(Z)＝核内质子数＝核外电子数。

（2）质量数(A)＝质子数(Z)＋中子数(N)。

（3）核内质子数相同，中子数不同的同种元素不同原子互称为同位素。

（4）核外电子排布从内到外可分为 K、L、M、N、O、P、Q 层，第 n 层最多能容纳的电子数为 $2n^2$。

二、元素周期律和元素周期表

元素周期律是元素性质随着核电荷数的递增而呈现周期性变化的规律，元素周期表是元素周期律的具体表现形式。

1. 元素周期表的结构

七个周期：三短（第 1～3 周期为短周期）、三长（第 4～6 周期为长周期）、一不完全（第 7 周期为不完全周期）。

十六个族：七个主族、七个副族、一个 0 族、一个第Ⅷ族。

2. 元素的性质与元素在周期表中位置的关系（见表 3-4）

周期序数＝核外电子层数　　主族序数＝最外层电子数＝元素最高正化合价

表 3-4　元素的性质递变规律

	同周期主族元素（从左到右）	同主族元素（从上到下）
原子半径	逐渐减小	逐渐增大
最外层电子数	逐渐增多	相等
核外电子层数	相等	逐渐增多
金属性	逐渐减弱	逐渐增强
非金属性	逐渐增强	逐渐减弱

三、化学键

（1）分子或晶体内部相邻的原子（或离子）之间的强烈相互作用称为化学键。化学键可分为离子键、共价键、金属键等。

（2）离子键和共价键的比较。

离子键和共价键是两种不同类型的化学键，它们之间的区别总结如表 3-5 所示。

表 3-5　离子键和共价键的性质比较

项目 ＼ 键型	离　子　键	共　价　键
成键微粒	阴、阳离子	原子
成键本质	静电作用	共用电子对

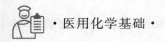
续表

键型 项目	离 子 键	共 价 键
表示法	以 KCl 为例 $K^+[\overset{\times}{\underset{\cdot\cdot}{:\overset{\cdot\cdot}{Cl}}}:]^-$	以 HCl 为例 $H\overset{\times}{:}\overset{\cdot\cdot}{\underset{\cdot\cdot}{Cl}}:$
成键元素	典型的金属元素、典型的非金属元素之间	同种或不同种非金属元素之间
特征	无饱和性、无方向性	有饱和性、有方向性

能力检测

一、选择题(A1 型题)

(1) 已知某原子的质量数和核内中子数,仅此不能确定(   )。

A. 该元素的相对原子质量　　　　　　B. 该原子属于哪种元素

C. 该原子核内质子数　　　　　　　　D. 该原子核外电子数

(2) 下列叙述中正确的是(   )。

A. 任何元素的原子核均由质子和中子构成

B. 电子在原子核外作高速圆周运动

C. 具有相同质子数的微粒,其化学性质不一定相同

D. 最外层具有 8 个电子的微粒,一定是稀有气体的原子

(3) 主族元素在周期表中所处的位置,取决于该元素的(   )。

A. 最外层电子数和相对原子质量　　　B. 相对原子质量和核外电子数

C. 次外层电子数和电子层数　　　　　D. 电子层数和最外层电子数

(4) 某元素处在周期表的第 4 周期,该元素原子的电子层数为(   )。

A. 1　　　　　　B. 2　　　　　　C. 3　　　　　　D. 4

(5) 元素在周期中处于哪一周期,取决于(   )。

A. 最外层电子数　　　　　　　　　　B. 电子层数

C. 原子半径　　　　　　　　　　　　D. 原子序数

(6) $^{23}_{11}Na^+$ 的电子数为(   )。

A. 11　　　　　　B. 10　　　　　　C. 23　　　　　　D. 12

(7) 下列物质的化学式中,具有共价键的离子化合物是(   )。

A. Na_2O　　　　　B. MgF_2　　　　　C. $NaOH$　　　　　D. Na_2O_2

二、填空题

(1) 核电荷数为 52 的元素,其核外电子层数为_____,最外层电子数为_____。核电荷数为 34 的元素,其核外电子层数为_____层,其次外层电子数为_____。

(2) 钠原子的质量数为 23,中子数为 12,那么它的质子数为_____,核外电子数为_____。

(3) 比较下列微粒的半径大小(填入">""<"或"="):Na __ K、K __ Mg、O __ Cl、O^{2-} __ F^-、K __ Cl^-。

(4) 同周期元素 Li、B、Be、C、N、O、F 中,非金属性最强的是_____。

(5) 元素周期表内横行叫周期,表内有_____个周期,第 1、2、3 周期称为_____周期,第 4、5、6 周期称为_____周期,第 7 周期称为_____周期。

(6) _____叫化学键,_____所形成的化学键叫离子键,它的特点是_____和_____；_____叫共价键,它的特点是_____和_____。

三、判断题

(1) 惰性气体元素,在周期表中称为 0 族。 （ ）

(2) ^{35}Cl 中 35 表示氯元素一种同位素原子的质量数。 （ ）

(3) 同一周期元素,自左向右,金属性逐渐减弱。 （ ）

(4) 元素化学性质主要取决于元素最外层电子数。 （ ）

(5) 所有元素的原子均由质子、中子和电子三种微粒构成。 （ ）

(6) 同一主族元素,自上向下,金属性逐渐减弱。 （ ）

■ 毛 锐 刘宸婷 ■

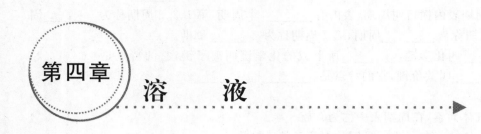

第四章 溶 液

学习目标

掌握：物质的量、摩尔质量、物质的量浓度、质量浓度的概念及有关计算；溶液的稀释公式及有关计算；溶液的配制步骤及方法。

熟悉：体积分数、质量分数、渗透现象的产生、渗透压与浓度的关系。

了解：渗透压在医学上的意义。

溶液是自然界中常见的一种体系，与人体的生命过程有着密切的关系。可以说，离开溶液，也就没有生命。人的组织间液、血液、淋巴液及各种腺体的分泌液等都属于溶液的范畴；人类吃的食物和使用的药物必须先变成溶液才便于体内消化和吸收；临床上许多药物需配成一定浓度的溶液才能使用；体内许多反应也是在溶液中进行。临床上给病人大量补液时也要特别注意溶液的浓度，如补液的浓度不当，将产生不良的后果。这与溶液的渗透压有着密切的关系。为此本章主要介绍溶液浓度的表示方法和溶液的渗透压。

第一节 物 质 的 量

物质是由分子、原子、离子等微观粒子构成的，对这些极其微小的粒子，如果按个数计算，既很困难，又没有实际的意义。在化学反应中，参加反应的分子、原子和离子虽然是按照一定的数目关系进行，但在生产实践中，这些物质往往用质量来计量。为了建立微观粒子数目与宏观可称量的物质质量之间的联系，科学上引入了"物质的量"这一物理量。

一、物质的量及其单位

（一）物质的量的定义和符号

物质的量是表示某一特定微粒集体数及其倍数的物理量。物质的量用符号"n"表示，书写物质的量 n 时，要在右下角或用括号写明物质的化学式。例如：

氢原子的物质的量：记为 n_H 或 $n(H)$。

氢离子的物质的量：记为 n_{H^+} 或 $n(H^+)$。

氢分子的物质的量：记为 n_{H_2} 或 $n(H_2)$。

硫酸的物质的量：记为 $n_{H_2SO_4}$ 或 $n(H_2SO_4)$。

葡萄糖的物质的量：记为 $n_{C_6H_{12}O_6}$ 或 $n(C_6H_{12}O_6)$。

某微粒 B 的物质的量：记为 n_B 或 $n(B)$。

在应用物质的量时，不能把"物质的"和"量"分开，它是专有名词，不能拆分。它和时间、长度、质量等一样，是国际单位制(SI)的 7 个基本物理量之一。

（二）物质的量的单位——摩尔

1971 年第十四届国际计量大会(CGPM)通过决议，规定物质的量单位是摩尔，简称摩，符号为 mol。摩尔是国际单位制(SI)的 7 个基本单位之一，见表 4-1。

表 4-1 国际单位制(SI)基本物理量及其基本单位

基本物理量	基 本 单 位	单 位 符 号
长度	米	m
质量	千克（公斤）	kg
时间	秒	s
电流	安[培]	A
热力学温度	开[尔文]	K
发光强度	坎[德拉]	cd
物质的量	摩[尔]	mol

摩尔是物质的量的单位，物质的量是一定数目微观粒子的集体，那么多少个微观粒子组成的集体为 1 mol 呢？科学上以 0.012 kg ^{12}C 所含碳原子数为标准，经实验测定及计算，0.012 kg ^{12}C 中所含的碳原子数约是 $6.02×10^{23}$ 个，为 1 mol。

由于 $6.02×10^{23}$ 这个量值是意大利科学家阿伏伽德罗首先测定并提出的，故称为阿伏伽德罗常数，用符号 N_A 表示，$N_A=6.02×10^{23}$。所以说，1 mol 任何物质都含有 $6.02×10^{23}$ 个微观粒子。例如：

1 mol O_2 含有 $6.02×10^{23}$ 个氧分子；

1 mol O 含有 $6.02×10^{23}$ 个氧原子；

1 mol Ca^{2+} 含有 $6.02×10^{23}$ 个钙离子；

1 mol CO_2 含有 $6.02×10^{23}$ 个二氧化碳分子；

0.5 mol H_2O 含有 $0.5×6.02×10^{23}$ 个水分子；

3 mol H_2O 含有 $3×6.02×10^{23}$ 个水分子。

由此可知，物质的量(n_B)是与微粒数(N_B)成正比的物理量，它们之间的关系用公式表示如下：

$$n_B=\frac{N_B}{N_A}$$

物质的量相等的任何物质，所含的微粒数一定相等；若要比较几种物质所含微粒数的多少，只需比较物质的量大小即可。

作为物质的量的单位，摩尔可以计量所有微观粒子(包括分子、原子、离子、质子、中子、电子等)如 1 mol Fe、1 mol O_2、1 mol Cl^-。

在实际应用中，摩尔这个单位有时显得偏大，还常采用毫摩尔(mmol)、微摩尔(μmol)等单位。三者的换算关系为

$$1 \text{ mol} = 10^3 \text{ mmol} = 10^6 \text{ }\mu\text{mol}$$

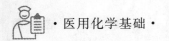 **知识链接**

物质的量的应用

物质的量的应用给生产和科研带来极大的方便。化学反应方程式中反应物与生成物之间的分子、原子等微粒数之比,就等于它们之间物质的量之比。例如:

$$2NaOH + H_2SO_4 \Longrightarrow Na_2SO_4 + 2H_2O$$

$$\text{2 mol} \qquad \text{1 mol} \qquad \text{1 mol} \qquad \text{2 mol}$$

这些比值称为化学计量关系,各物质按此关系进行反应。

二、摩尔质量

(一) 摩尔质量的含义

1 mol 物质的质量称为该物质的摩尔质量。摩尔质量的符号为 M_B 或 $M(B)$。摩尔质量的 SI 单位是 kg/mol,化学上常用 g/mol 作单位。例如:

盐酸的摩尔质量:记为 M_{HCl} 或 $M(HCl)$。

H 的摩尔质量:记为 M_H 或 $M(H)$。

Na^+ 的摩尔质量:记为 M_{Na^+} 或 $M(Na^+)$。

(二) 摩尔质量数值的确定

1 mol 不同物质中所含的微粒数是相同的,但由于不同微粒的质量不同,因此,不同物质的摩尔质量也不相同。

我们知道,元素的相对原子质量是与 ^{12}C 原子质量的 1/12 为标准相比较而得到的。如:C 的相对原子质量是 12,O 的相对原子质量是 16,1 个 C 的质量与 1 个 O 的质量之比为 12:16,1 mol C 与 1 mol O 所含有的原子数相同,1 mol C 质量是 12 g,1 mol O 的质量就是 16 g,因此:

C 的相对原子质量是 12,则 $M_C = 12$ g/mol;

O 的相对原子质量是 16,则 $M_O = 16$ g/mol。

由此推广可得,原子的摩尔质量如果以 g/mol 为单位,其数值就等于该原子的相对原子质量。例如:

Fe 的相对原子质量是 56,则 $M_{Fe} = 56$ g/mol;

S 的相对原子质量是 32,则 $M_S = 32$ g/mol;

Na 的相对原子质量是 23,则 $M_{Na} = 23$ g/mol。

同样可推知,分子或离子(电子的质量可忽略不计)的摩尔质量如果以 g/mol 为单位,其数值就等于该物质的相对化学式量。例如:

H_2 的相对化学式量是 2,则 $M_{H_2} = 2$ g/mol;

CO_2 相对化学式量是 44,则 $M_{CO_2} = 44$ g/mol;

NH_3 相对化学式量是 17,则 $M_{NH_3} = 17$ g/mol;

H^+ 相对化学式量是 1,则 $M_{H^+} = 1$ g/mol;

SO_4^{2-} 相对化学式量是 96,则 $M_{SO_4^{2-}}$ = 96 g/mol;

OH^- 相对化学式量是 17,则 M_{OH^-} = 17 g/mol;

Ca^{2+} 相对化学式量是 40,则 $M_{Ca^{2+}}$ = 40 g/mol。

由上可知,M_{Fe} = 56 g/mol,即 1 mol Fe 的质量是 56 g,而 1 mol Fe 中含有 6.02×10^{23} 个 Fe 原子。因此,通过物质的量把肉眼看不见的微观粒子与宏观可称量的质量联系起来。物质的量(n_B)、物质的质量(m_B)和摩尔质量(M_B)之间关系可用下式表示:

$$n_B = \frac{m_B}{M_B}$$

三、有关物质的量的计算

(一) 已知物质的质量,求物质的量

例 4-1 36 g $C_6H_{12}O_6$ 物质的量是多少?

解:已知 $m_{C_6H_{12}O_6}$ = 36 g,$M_{C_6H_{12}O_6}$ = 180 g/mol。

则
$$n_{C_6H_{12}O_6} = \frac{m_{C_6H_{12}O_6}}{M_{C_6H_{12}O_6}} = \frac{36 \text{ g}}{180 \text{ g/mol}} = 0.2 \text{ mol}$$

答:36 g $C_6H_{12}O_6$ 物质的量是 0.2 mol。

(二) 已知物质的量,求物质的质量

例 4-2 2 mol Ca^{2+} 的质量是多少克?

解:已知 $n_{Ca^{2+}}$ = 0.2 mol,$M_{Ca^{2+}}$ = 40 g/mol。

$$n_B = \frac{m_B}{M_B}$$

则
$$m_{Ca^{2+}} = n_{Ca^{2+}} M_{Ca^{2+}} = 2 \text{ mol} \times 40 \text{ g/mol} = 80 \text{ g}$$

答:2 mol Ca^{2+} 的质量是 80 g。

例 4-3 14.2 g Na_2SO_4 物质的量是多少? 其中 Na^+ 和 SO_4^{2-} 的物质的量各是多少?

解:已知 $m_{Na_2SO_4}$ = 14.2 g,$M_{Na_2SO_4}$ = 142 g/mol。

每个 Na_2SO_4 是由 2 个 Na^+ 和 1 个 SO_4^{2-} 构成,因此 1 mol Na_2SO_4 就由 2 mol Na^+ 和 1 mol SO_4^{2-} 组成。则

$$n_{Na_2SO_4} = \frac{m_{Na_2SO_4}}{M_{Na_2SO_4}} = \frac{14.2 \text{ g}}{142 \text{ g/mol}} = 0.1 \text{ mol}$$

$$n_{Na^+} = 2 \times n_{Na_2SO_4} = 2 \times 0.1 \text{ mol} = 0.2 \text{ mol}$$

$$n_{SO_4^{2-}} = 1 \times n_{Na_2SO_4} = 1 \times 0.1 \text{ mol} = 0.1 \text{ mol}$$

答:14.2 g Na_2SO_4 物质的量是 0.1 mol,含有 Na^+ 的物质的量是 0.2 mol,SO_4^{2-} 的物质的量是 0.1 mol。

(三) 已知物质的质量,求物质的微粒数

例 4-4 5.6 g Fe 中含有多少个铁原子?

解:已知 m_{Fe} = 5.6 g,M_{Fe} = 56 g/mol。

则
$$n_{Fe} = \frac{m_{Fe}}{M_{Fe}} = \frac{5.6 \text{ g}}{56 \text{ g/mol}} = 0.1 \text{ mol}$$

$$N_{Fe} = n_{Fe} N_A = 0.1 \text{ mol} \times 6.02 \times 10^{23}/\text{mol} = 6.02 \times 10^{22}$$

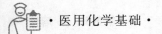

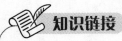

答：5.6 g Fe 中含有 6.02×10^{22} 个铁原子。

知识链接

有关化学反应方程式的计算

例：实验室中，1 mol $KClO_3$ 受热完全分解能生成多少摩尔 O_2？多少克 O_2？

解：设生成 O_2 的物质的量为 x。

$$2KClO_3 \xlongequal{\quad} 2KCl + 3O_2\uparrow$$

$$\qquad 2\ mol \qquad 2\ mol \quad 3\ mol$$

$$\qquad 1\ mol \qquad\qquad\qquad x$$

$$x=\frac{1\ mol\times 3\ mol}{2\ mol}=1.5\ mol$$

$$m_{O_2}=n_{O_2}\times M_{O_2}=1.5\ mol\times 32\ g/mol=48\ g$$

答：1 mol $KClO_3$ 受热完全分解能生成 1.5 mol O_2 即 48 g O_2。

第二节　溶液的浓度

溶液的性质常与溶液中溶质和溶剂的相对组成有关。在实际工作中，配制一种溶液，不仅要标明溶质和溶剂的名称，还必须标明溶液的浓度。

溶液的浓度是指溶液中各组分的相对比值，一般用溶质的量与溶液（或溶剂）的量之比来表示，即

$$浓度=\frac{溶质的量}{溶液（或溶剂）的量}$$

表示溶液浓度的方法很多，医学上常用的有以下几种。

一、溶液浓度的表示方法

（一）物质的量浓度

1. 物质的量浓度的定义和公式

物质的量浓度是指溶质 B 的物质的量（n_B）除以溶液的体积（V）。对溶质 B 的溶液，其物质的量浓度称为"B 的物质的量浓度"或称为"B 的浓度"，用符号 c_B 或 $c(B)$ 表示，也可用 $[B]$ 表示。如盐酸的浓度，记为 c_{HCl} 或 $c(HCl)$，必要时，也可记为 $[HCl]$。

$$B 的物质的量浓度=\frac{B 的物质的量}{溶液的体积}$$

其定义公式为

$$c_B=\frac{n_B}{V}$$

如果已知溶质的质量，则

$$c_B=\frac{m_B}{M_B V}$$

物质的量浓度的 SI 单位为 mol/m^3，化学和医学上多用 mol/L、$mmol/L$ 或 $\mu mol/L$ 等单位来表示。三者的关系为

$$1 \ mol/L = 10^3 \ mmol/L = 10^6 \ \mu mol/L$$

目前世界卫生组织（WHO）提议，在医学上凡是已知相对分子质量的物质，都要用物质的量浓度来表示，如：

$c_{HCl} = 0.1 \ mol/L$，表示每升溶液中含 0.1 mol HCl，也可写为 0.1 mol/L HCl。

$c_{Mg^{2+}} = 0.9 \ mmol/L$，表示每升溶液中含 0.9 mmol Mg^{2+}，也可写为 0.9 mmol/L Mg^{2+}。

2. 有关物质的量浓度的计算

（1）已知溶质的物质的量和溶液的体积，求溶液的物质的量浓度 c_B。

例 4-5 某 NaCl 溶液 500 mL 中含 0.5 mol 的 NaCl，求该 NaCl 溶液的物质的量浓度。

解：已知 $n_{NaCl} = 0.5 \ mol$，$V = 500 \ mL = 0.5 \ L$。

$$c_B = \frac{n_B}{V}$$

则

$$c_{NaCl} = \frac{n_{NaCl}}{V} = \frac{0.5 \ mol}{0.5 \ L} = 1.0 \ mol/L$$

答：该 NaCl 溶液的物质的量浓度为 1.0 mol/L。

（2）已知溶质的质量和溶液的体积，求溶液的物质的量浓度 c_B。

例 4-6 正常人血浆中每 100 mL 含 HCO_3^- 164.7 mg，求血浆中 HCO_3^- 的物质的量浓度。

解：已知 $m_{HCO_3^-} = 164.7 \ mg = 0.1647 \ g$，$M_{HCO_3^-} = 61 \ g/mol$，$V = 100 \ mL = 0.1 \ L$。

则

$$n_{HCO_3^-} = \frac{m_{HCO_3^-}}{M_{HCO_3^-}} = \frac{0.1647 \ g}{61 \ g/mol} = 0.0027 \ mol$$

$$c_{HCO_3^-} = \frac{n_{HCO_3^-}}{V} = \frac{0.0027 \ mol}{0.1 \ L} = 0.027 \ mol/L$$

答：血浆中 HCO_3^- 的物质的量浓度为 0.027 mol/L。

（3）已知溶液的浓度，计算一定体积溶液中所含溶质的质量。

例 4-7 若要配制生理盐水（c_{NaCl} 为 154 mmol/L）2000 mL，需 NaCl 多少克？

解：已知 $c_{NaCl} = 154 \ mmol/L = 0.154 \ mol/L$，$M_{NaCl} = 58.5 \ g/mol$，$V = 2000 \ mL = 2 \ L$。

则

$$n_{NaCl} = c_{NaCl}V = 0.154 \ mol/L \times 2 \ L = 0.308 \ mol$$

$$m_{NaCl} = n_{NaCl}M_{NaCl} = 0.308 \ mol \times 58.5 \ g/mol = 18 \ g$$

答：需称量氯化钠 18 g。

（4）已知溶质的质量和溶液的浓度，求溶液的体积。

例 4-8 现有 5.3 g 无水 Na_2CO_3，问能配制成 0.1 mol/L Na_2CO_3 溶液多少毫升。

解：已知 $m_{Na_2CO_3} = 5.3 \ g$，$M_{Na_2CO_3} = 106 \ g/mol$，$c_{Na_2CO_3} = 0.1 \ mol/L$。

则

$$n_{Na_2CO_3} = \frac{m_{Na_2CO_3}}{M_{Na_2CO_3}} = \frac{5.3 \ g}{106 \ g/mol} = 0.05 \ mol$$

$$V = \frac{n_{Na_2CO_3}}{c_{Na_2CO_3}} = \frac{0.05 \ mol}{0.1 \ mol/L} = 0.5 \ L = 500 \ mL$$

答：能配制成 0.1 mol/L Na_2CO_3 溶液 500 mL。

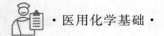

（二）质量浓度

质量浓度是指溶质的质量除以溶液的体积。对于溶质为 B 的溶液,其质量浓度就称为"B 的质量浓度"。质量浓度的符号为 ρ_B 或 $\rho(B)$,其定义公式为

$$\rho_B = \frac{m_B}{V}$$

质量浓度的 SI 单位为 kg/cm^3,化学和医学上多用 g/L、mg/L、$\mu g/L$ 甚至更低的 ng/L 等单位来表示,随着溶质的量改变,表示质量的单位可以改变,但是溶液的体积单位"升"不能变。

使用时,要注意质量浓度 ρ_B 与密度 ρ 的区别。密度 ρ 没有下标,表示的是溶液的质量与溶液的体积之比,单位多用 kg/L 或 g/mL。质量浓度 ρ_B 有下标,如氢氧化钠的质量浓度记为 ρ_{NaOH} 或 $\rho(NaOH)$,表示的是溶质氢氧化钠的质量与溶液的体积之比。

例 4-9 将 11.2 g $NaC_3H_5O_3$ 溶于水配成 100 mL 的乳酸钠注射液来治疗酸中毒,问该溶液的质量浓度是多少?

解:已知 $m_{NaC_3H_5O_3} = 11.2$ g,$V = 100$ mL $= 0.1$ L。

则

$$\rho_{NaC_3H_5O_3} = \frac{m_{NaC_3H_5O_3}}{V} = \frac{11.2 \text{ g}}{0.1 \text{ L}} = 112 \text{ g/L}$$

答:该溶液的质量浓度是 112 g/L。

例 4-10 某患者术后输入生理盐水($\rho_{NaCl} = 9$ g/L)3 瓶(500 mL/瓶),问有多少克 NaCl 进入病人体内?

解:已知 $\rho_{NaCl} = 9$ g/L,$V = 3 \times 500$ mL $= 1500$ mL $= 1.5$ L。

则

$$m = \rho_{NaCl}V = 9 \text{ g/L} \times 1.5 \text{ L} = 13.5 \text{ g}$$

答:有 13.5 g NaCl 进入病人体内。

例 4-11 现有 20 g NaOH,问可配制成 40 g/L NaOH 溶液多少毫升?

解:已知 $\rho_{NaOH} = 40$ g/L,$m_{NaOH} = 20$ g。

则

$$V = \frac{m_{NaOH}}{\rho_{NaOH}} = \frac{20 \text{ g}}{40 \text{ g/L}} = 0.5 \text{ L} = 500 \text{ mL}$$

答:可配制成 40 g/L NaOH 溶液 500 mL。

> ✍ **知识链接**
>
> ### 质量-体积百分比浓度
>
> 质量-体积百分比浓度是用 100 mL 溶液中所含溶质的质量(g)来表示的浓度,用符号%(g/mL)表示。
>
> $$质量\text{-}体积百分比浓度 = \frac{溶质的质量(g)}{溶液的体积(mL)} \times 100\% = \frac{m(g)}{V(mL)} \times 100\%$$
>
> 这是临床上常用的一种浓度,例如,临床上常用的生理盐水就是 0.9%(g/mL)的 NaCl 溶液。

（三）体积分数

体积分数是指溶质 B 的体积与溶液总体积之比,用符号 φ_B 表示。其定义公式为

$$\varphi_B=\frac{V_B}{V}$$

V_B 与 V 单位必须相同。

体积分数可以用小数表示,也可以用百分数表示。溶质是气体或液体时多用这种浓度表示。例如,消毒酒精的体积分数 $\varphi_B=0.75$ 或 $\varphi_B=75\%$。又如:临床血液检验指标——红细胞体积分数正常值范围在 $\varphi_B=0.37\sim0.50$。

例 4-12 药典规定,药用酒精的体积分数 $\varphi_B=0.95$,问 500 mL 药用酒精中含纯酒精多少毫升?

解:已知 $\varphi_B=0.95$,$V=500$ mL。

$$\varphi_B=\frac{V_B}{V}$$

则 $\qquad V_{酒精}=\varphi_{酒精}V=0.95\times500 \text{ mL}=475 \text{ mL}$

答:500 mL 药用酒精中含纯酒精 475 mL。

例 4-13 在 80 mL 的纯甘油中加水,配制成 160 mL 甘油溶液,求该甘油溶液的体积分数。

解:已知 $V_{甘油}=80$ mL,$V=160$ mL。

则 $\qquad \varphi_{甘油}=\frac{V_{甘油}}{V}=\frac{80 \text{ mL}}{160 \text{ mL}}=0.5$

答:该甘油溶液的体积分数 $\varphi_{甘油}$ 为 0.5。

(四)质量分数

质量分数是指溶质组分 B 的质量与溶液质量之比。质量分数用符号 ω_B 表示,即

$$\omega_B=\frac{m_B}{m}$$

m_B 和 m 单位必须相同。

质量分数可以用小数表示,也可以用分数表示。例如,市售的浓 H_2SO_4 其 $\omega_B=0.98$ 或 $\omega_B=98\%$,表示 100 g 浓硫酸中含 98 g H_2SO_4。又如我国食品卫生标准 GBN2761—1981 规定,致癌物质黄曲霉毒素 B_1,在各种食品中的含量限定为:玉米、花生及其油类制品 $\omega_B\leqslant20$ μg/kg,相当于 $\omega_B\leqslant0.00002$;大米及其他食用油 $\omega_B\leqslant10$ μg/kg,相当于 $\omega_B\leqslant0.00001$;其他粮食、豆类、发酵食品 $\omega_B\leqslant5$ μg/kg,相当于 $\omega_B\leqslant0.000005$。

例 4-14 将 3 g KOH 溶于水配成 100 g 溶液,计算该溶液中 KOH 的质量分数。

解:已知 $m_{KOH}=3$ g,$m=100$ g。

则 $\qquad \omega_{KOH}=\frac{m_{KOH}}{m}=\frac{3 \text{ g}}{100 \text{ g}}=0.03$

答:该溶液中 KOH 的质量分数为 0.03。

例 4-15 求 0.5 L 浓硫酸中含硫酸 H_2SO_4 的质量。(已知 $\omega_{H_2SO_4}=0.98$,密度 $\rho=1.84$ kg/L)

解:已知 $\rho=1.84$ kg/L$=1840$ g/L,$V=0.5$ L。

则 $\qquad m=\rho V=1840 \text{ g/L}\times0.5 \text{ L}=920 \text{ g}$

又 $\qquad \omega_B=\frac{m_B}{m}$

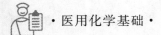
则 $\qquad m_{H_2SO_4}=m\omega_{H_2SO_4}=920\text{ g}\times0.98=901.6\text{ g}$

答:含硫酸 H_2SO_4 的质量为 901.6 g。

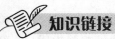 知识链接

体检的一些指标用物质的量浓度表示(见表 4-2)

表 4-2　体检的一些常见指标

项目名称	结果	单位	参考值
总蛋白	71.3	g/L	60～80
白蛋白	45.2	g/L	35～55
球蛋白	23.7	g/L	20～30
甘油三酯	0.50	mmol/L	0～1.71
总胆固醇	4.22	mmol/L	3.6～5.18
高密度脂蛋白胆固醇	1.53	mmol/L	1.0～1.6
低密度脂蛋白胆固醇	1.42	mmol/L	0～3.36
葡萄糖	4.15	mmol/L	3.61～6.11

二、溶液浓度的换算

在实际工作中,经常需要将溶液浓度从一种表示法变换成另一种表示法,而溶液浓度的换算只是单位的变换,溶质与溶液的量都没有发生改变。下面介绍常见的两种类型。

(一) 物质的量浓度 c_B 与质量浓度 ρ_B 的换算

设溶液中物质 B 的物质的量浓度为 c_B,质量浓度为 ρ_B,溶液的体积为 V,溶质 B 的质量为 m_B 和溶质的摩尔质量为 M_B。根据定义,它们有如下关系:

$$n_B=c_BV,\quad m_B=n_BM_B$$

则 $\qquad m_B=c_BVM_B$

又已知 $\qquad \rho_B=\dfrac{m_B}{V}$

则 $\qquad \rho_B=\dfrac{c_BVM_B}{V}=c_BM_B\quad$ 或 $\quad c_B=\dfrac{\rho_B}{M_B}$

例 4-16　生理盐水的质量浓度为 9 g/L,其物质的量浓度是多少?

解:已知 $\rho_{NaCl}=9$ g/L,$M_{NaCl}=58.5$ g/mol。

则 $\qquad c_{NaCl}=\dfrac{\rho_{NaCl}}{M_{NaCl}}=\dfrac{9\text{ g/L}}{58.5\text{ g/mol}}=0.154\text{ mol/L}=154\text{ mmol/L}$

答:生理盐水的物质的量浓度是 154 mmol/L。

例 4-17　278 mmol/L 的葡萄糖($C_6H_{12}O_6$)静脉注射液,其质量浓度是多少?

解:已知 $c_{C_6H_{12}O_6}=278$ mmol/L$=0.278$ mol/L,$M_{C_6H_{12}O_6}=180$ g/mol。

则 $\qquad \rho_B=c_BM_B=0.278\text{ mol/L}\times180\text{ g/mol}=50\text{ g/L}$

答:278 mmol/L 的葡萄糖($C_6H_{12}O_6$)静脉注射液的质量浓度为 50 g/L。

(二) 物质的量浓度 c_B 与质量分数 ω_B 的换算

溶液中物质 B 的物质的量浓度为 c_B,质量分数为 ω_B,溶液的体积为 V,密度为 ρ,溶质 B

的质量为 m_B，溶质的摩尔质量为 M_B。根据如下关系式：

$$c_B=\frac{n_B}{V}, \quad \omega_B=\frac{m_B}{V\rho}, \quad m=\rho V, \quad n_B=\frac{m_B}{M_B}$$

可以导出 c_B 与 ω_B 之间的换算公式：

$$c_B=\frac{\omega_B\rho}{M_B} \quad 或 \quad \omega_B=\frac{c_B M_B}{\rho}$$

例 4-18 市售浓 HCl 的质量分数 $\omega_B=0.37$，密度 $\rho=1.19$ kg/L，求浓 HCl 的物质的量浓度。

解：已知 $\omega_{HCl}=0.37$，$\rho=1.19$ kg/L$=1190$ g/L，$M_{HCl}=36.5$ g/mol。

则
$$c_{HCl}=\frac{\omega_{HCl}\rho}{M_{HCl}}=\frac{0.37\times1190\ \text{g/L}}{36.5\ \text{g/mol}}=12\ \text{mol/L}$$

答：浓 HCl 的物质的量浓度为 12 mol/L。

三、溶液的稀释与配制

（一）溶液稀释

在实际工作中，常常需要将浓溶液制备成稀溶液。溶液的稀释是指在原浓溶液中加入溶剂，使原溶液的浓度降低的过程。

溶液稀释的特点：稀释前后溶液的体积由小变大，浓度由大变小，而溶质的量不变，即

稀释前溶质的量＝稀释后溶质的量

若稀释前浓溶液的浓度用 c_{B_1}、ρ_{B_1}、φ_{B_1} 表示，体积为 V_1，稀释后溶液的浓度用 c_{B_2}、ρ_{B_2}、φ_{B_2} 表示，体积为 V_2，则稀释公式可表示为

$$c_{B_1}V_1=c_{B_2}V_2$$
$$\rho_{B_1}V_1=\rho_{B_2}V_2$$
$$\varphi_{B_1}V_1=\varphi_{B_2}V_2$$

若溶液的浓度用质量分数 ω_B 表示，稀释前后溶液的质量分别用 m_1、m_2 表示，则稀释公式为

$$\omega_{B_1}m_1=\omega_{B_2}m_2$$

在计算未知量时，只要知道公式中的任意 3 个量，就可以计算出所要求的未知量。使用稀释公式时，应注意等式两边的单位要一致。

例 4-19 用 $\varphi_B=0.95$ 的药用酒精（C_2H_5OH）200 mL，可配制 $\varphi_B=0.75$ 的消毒酒精（C_2H_5OH）多少毫升？需加水多少毫升？

解：根据稀释公式

$$\varphi_{B_1}V_1=\varphi_{B_2}V_2$$

已知 $\varphi_{B_1}=0.95$，$V_1=200$ mL，$\varphi_{B_2}=0.75$，则

$$V_2=\frac{\varphi_{B_1}V_1}{\varphi_{B_2}}=\frac{0.95\times200\ \text{mL}}{0.75}=253\ \text{mL}$$

需加水：253 mL－200 mL＝53 mL。

答：可配制 $\varphi_B=0.75$ 的消毒酒精（C_2H_5OH）253 mL，需加水 53 mL。

例 4-20 将 50 g/L 碳酸氢钠溶液 100 mL 配制成 14 g/L 碳酸氢钠溶液，需加入 5% 的

葡萄糖溶液多少毫升?

解:根据稀释公式

$$\rho_{B_1} V_1 = \rho_{B_2} V_2$$

已知 $\rho_{B_1} = 50$ g/L, $\rho_{B_2} = 14$ g/L, $V_1 = 100$ mL,则

$$V_2 = \frac{\rho_{B_1} V_1}{\rho_{B_2}} = \frac{50 \text{ g/L} \times 100 \text{ mL}}{14 \text{ g/L}} = 357 \text{ mL}$$

加入5%的葡萄糖溶液:357 mL－100 mL＝257 mL。

答:需加入5%的葡萄糖溶液257 mL。

（二）溶液的配制

配制溶液的基本方法有两种。

1. 溶质为固体的溶液配制

例4-21 配制12.5 g/L的NaHCO₃溶液100 mL。

解:（1）计算。已知 $\rho_{NaHCO_3} = 12.5$ g/L, $V = 100$ mL $= 0.1$ L,则

$$m_{NaHCO_3} = \rho_{NaHCO_3} V = 12.5 \text{ g/L} \times 0.1 \text{ L} = 1.25 \text{ g}$$

（2）称量。用托盘天平称取所需质量的溶质NaHCO₃,放入50 mL烧杯中。

（3）溶解。用量筒量取约30 mL蒸馏水倒入烧杯中,用玻璃棒搅拌使NaHCO₃完全溶解。

（4）转移。将烧杯中的NaHCO₃溶液用玻璃棒引流到100 mL容量瓶中,再用少量蒸馏水洗涤烧杯2～3次,洗涤液均转移至100 mL容量瓶中。

（5）定容。继续向容量瓶中加入蒸馏水,加到液面距标线1～2 cm处,改用胶头滴管滴加蒸馏水至溶液凹液面最低处与容量瓶标线平视相切。盖好瓶盖,将溶液混匀。

（6）保存。将配好的溶液倒入洁净的试剂瓶中,贴上标签,标明试剂名称、浓度、配制日期,备用（或倒入指定回收瓶中）。

2. 浓溶液配制稀溶液

例4-22 配制0.5 mol/L H₂SO₄溶液50 mL,需取3 mol/L H₂SO₄多少毫升? 如何配制?

解:（1）计算所需3 mol/L H₂SO₄的体积。

根据稀释公式

$$c_{B_1} V_1 = c_{B_2} V_2$$

已知 $c_{B_2} = 0.5$ mol/L, $V_2 = 50$ mL, $c_{B_1} = 3$ mol/L,则

$$V_1 = \frac{c_{B_2} V_2}{c_{B_1}} = \frac{0.5 \times 50 \text{ mL}}{3} = 8.33 \text{ mL}$$

（2）量取（或移取）。用10 mL吸量管准确量取3 mol/L H₂SO₄溶液8.33 mL,转移至50 mL烧杯中。

（3）稀释。用量筒量取20 mL蒸馏水倒入烧杯中,用玻璃棒搅拌使混匀。

（4）转移。将烧杯中的硫酸溶液用玻璃棒引流到50 mL容量瓶中,再用少量蒸馏水洗涤烧杯2～3次,洗涤液均转移至50 mL容量瓶中。

（5）定容。向容量瓶中加入蒸馏水到液面距标线1～2 cm处,改用胶头滴管滴加蒸馏水至溶液凹液面最低处与50 mL标线平视相切。盖好瓶盖,将溶液混匀。

（6）保存。将配好的溶液倒入洁净的试剂瓶中，贴上标签，标明试剂名称、浓度、配制日期，备用（或倒入指定回收瓶中）。

配制溶液时注意：一般配制溶液可用托盘天平称量固体，量杯或量筒量取液体；若所配溶液浓度要求精确，需用分析天平称量固体，用吸量管或移液管量取液体。

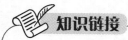 **知识链接**

临床上常用的一种溶液配制的计算

例：地西泮（安定）针剂规格为每支 10 mg/2 mL，若注射量为 4 mg，问注射量应为多少毫升？

解：设注射量应为 x。

$$2 \text{ mL} \sim 10 \text{ mg}$$
$$x \qquad 4 \text{ mg}$$

则

$$x = \frac{2 \text{ mL} \times 4 \text{ mg}}{10 \text{ mg}} = 0.8 \text{ mL}$$

答：注射量应为 0.8 mL。

第三节　溶液的渗透压

渗透现象是自然界的一种普遍现象，它对于人体保持正常的生理功能有着十分重要的意义。下面讨论渗透现象的基本原理、渗透压及其在医学上的意义。

一、渗透现象和渗透压

若将一滴黑墨水滴进一杯清水中，很快整杯水就会变成黑色。在盛有浓糖水的杯子中，加入一层清水，一会整个杯子的水都会有甜味，最后得到浓度均匀的糖水，化学上把物质分子从高浓度区域向低浓度区域转移，直到均匀分布的现象称为扩散。当两种浓度不同的溶液混合时都会发生扩散现象，最后形成浓度均匀的溶液。

在自然界中存在着一种特殊的"扩散现象"——渗透现象，渗透现象在动植物的生命过程中起着非常重要的作用。

有一种特殊性质的薄膜，它只允许较小的溶剂水分子自由通过而溶质分子很难通过，这种薄膜称为半透膜。自然界中的半透膜有生物的细胞膜、动物的膀胱膜、肠衣、鸡蛋衣等，人工制得的羊皮纸、火胶棉、玻璃纸和硫酸纸等都是半透膜。

如果将蔗糖水溶液与水用半透膜隔开（见图 4-1（a）），使膜内和膜外液面相平，静置一段时间后，可以看到膜内溶液的液面不断上升（见图 4-1（b）），说明水分子不断地透过半透膜进入溶液中。这种溶剂分子透过半透膜由纯溶剂进入溶液（或由稀溶液进入浓溶液）的现象称为渗透现象，简称渗透。不同浓度的两种溶液被半透膜隔开时都有渗透现象发生。

上述渗透现象产生的原因是蔗糖分子不能透过半透膜而水分子却可以自由通过半透膜。由于膜两侧单位体积内水分子数目不等，水分子在单位时间内从纯水（或稀溶液）进入蔗糖溶液的数目,要比蔗糖溶液中水分子在同一时间内进入纯水(或稀溶液)的数目多,因而产生了渗透现象。由此可见渗透现象的实质是水分子通过半透膜由纯水向溶液或由稀溶液向浓溶液方向扩散的过程,因此渗透现象的产生必须具备两个条件:一是有半透膜存在;二是半透膜两侧必须是两种不同浓度的溶液。

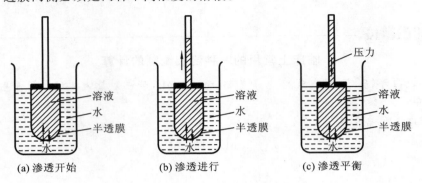

(a) 渗透开始   (b) 渗透进行   (c) 渗透平衡

图 4-1 渗透现象示意图

图 4-1 是渗透过程的示意图,图 4-1(a)表示渗透现象刚开始,图 4-1(b)表示渗透现象不断进行,管内液面不断上升,但是液面的上升不是无止境的,而是达到某一高度时便不再上升(见图 4-1(c)),此时水分子向两个方向渗透的速度相等,即单位时间内水分子从纯水中进入蔗糖溶液的数目与从蔗糖溶液进入纯水中的数目相等,渗透体系达到动态平衡,称为渗透平衡,这时管内液面不再升高,渗透现象不再进行。此时管内液柱所产生的压强称为蔗糖溶液的渗透压。渗透压的大小可以用管内、外液面的高度之差来衡量。这段液面高度之差所产生的压强即为该溶液的渗透压。因此渗透压可以定义为:将两种浓度不同的溶液用半透膜隔开,恰能阻止渗透现象继续发生,而达到动态平衡的压力,称为渗透压,简称渗压。

渗透压的单位为帕(Pa)或千帕(kPa),医学上常用千帕(kPa)表示。不同浓度溶液的渗透压大小不同。

二、渗透压与溶液浓度的关系

凡是溶液都有渗透压。不同浓度的溶液渗透压不同。1886 年范特霍夫(Van't Hoff)根据实验数据得出一条规律:对稀溶液来说,渗透压的大小与溶液的浓度和温度成正比,而与溶质的本身性质无关。这个规律称为渗透压定律。

所谓渗透浓度,就是溶液中所能产生渗透现象的各种溶质粒子(分子和离子)的总浓度。相同温度下,渗透浓度越大,渗透压就越大;渗透浓度越小,渗透压就越小。如果比较两种溶液的渗透压大小,只需比较两者渗透浓度大小即可。因此常用溶液渗透浓度的高低来衡量溶液渗透压的大小。

溶液有非电解质和电解质之分。对任何非电解质的溶液来说,当温度一定时,只要物质的量浓度(分子或离子)相同,溶液的渗透浓度也就相同,渗透压就近似相等。如 0.3 mol/L 葡萄糖($C_6H_{12}O_6$)溶液和 0.3 mol/L 蔗糖($C_{12}H_{22}O_{11}$)溶液,它们的渗透压相等。当两种非电解质溶液的物质的量浓度不同时,浓度较大的溶液,渗透压也较大。如 0.6 mol/L 蔗糖($C_{12}H_{22}O_{11}$)溶液的渗透压是 0.3 mol/L 葡萄糖($C_6H_{12}O_6$)溶液的 2 倍。

对强电解质溶液而言,情况则不同。因为强电解质分子在溶液中能全部电离成离子,产生渗透作用的粒子就是强电解质的离子,强电解质溶液的渗透浓度就是电解质电离出的阴、阳离子的物质的量浓度的总和。由几个离子所组成的强电解质溶液,其渗透浓度就是物质的量浓度的几倍。如 0.1 mol/L 的 NaCl 溶液,由 0.1 mol Na^+ 和 0.1 mol Cl^- 组成,所以它的渗透浓度就是物质的量浓度的 2 倍即 0.2 mol/L。0.1 mol/L $CaCl_2$ 溶液由 0.1 mol Ca^{2+} 和 0.2 mol Cl^- 组成,所以它的渗透浓度就是物质的量浓度的 3 倍即 0.3 mol/L。

例 4-23 比较 0.1 mol/L 的 NaCl 溶液与 0.1 mol/L 葡萄糖($C_6H_{12}O_6$)溶液的渗透压大小。

解:0.1 mol/L 的 NaCl 溶液是强电解质溶液,NaCl 由 2 个离子所组成,所以其渗透浓度为

$$0.1 \text{ mol/L} \times 2 = 0.2 \text{ mol/L}$$

0.1 mol/L 葡萄糖($C_6H_{12}O_6$)溶液是非电解质溶液,所以其渗透浓度也为 0.1 mol/L。

故 0.1 mol/L 的 NaCl 溶液比 0.1 mol/L 葡萄糖($C_6H_{12}O_6$)溶液的渗透压大。

三、渗透压在医学上的意义

溶液的渗透压高低是相比较而言的。在相同温度下,渗透压相等的两种溶液称为等渗溶液。渗透压不同的两种溶液,把渗透压相对高的溶液称为高渗溶液,渗透压相对低的溶液称为低渗溶液。对同一类型的溶质来说,浓溶液的渗透压比较大,稀溶液的渗透压比较小。因此,在发生渗透作用时,水会从低渗溶液(即稀溶液)进入高渗溶液(即浓溶液),直至两溶液的渗透压达到平衡为止。

医学上的等渗、低渗和高渗溶液都是以血浆的渗透压为标准确定的。37 ℃时,正常人血浆的渗透浓度约为 300 mmol/L,渗透压为 720~800 kPa,相当于血浆中能产生渗透作用的粒子的渗透浓度为 280~320 mmol/L 时所产生的渗透压。故医学上规定凡渗透浓度在 280~320 mmol/L 的溶液为等渗溶液;渗透浓度高于 320 mmol/L 的溶液为高渗溶液;渗透浓度低于 280 mmol/L 的溶液为低渗溶液。在临床的实际应用中,渗透浓度略低于 280 mmol/L 或略高于 320 mmol/L 的溶液,也作为等渗溶液使用。生理盐水(9.0 g/L NaCl)和 50.0 g/L 的葡萄糖溶液是临床上常用的等渗溶液。

输液是临床上常用的治疗方法。输液必须遵循的基本原则是不能因输入液体而影响血浆渗透压,所以在给病人进行大量补液时,常用与血浆等渗的 0.154 mol/L 的 NaCl 溶液(生理盐水),而不能用 0.256 mol/L NaCl 的高渗溶液或 0.068 mol/L NaCl 的低渗溶液,这与血浆渗透压有关。

下面讨论红细胞分别在这三种 NaCl 溶液中所产生的现象。①将红细胞放到低渗的 0.068 mol/L NaCl 溶液中,在显微镜下可以看到红细胞逐渐膨胀,最后破裂,医学上称这种现象为溶血。这是因为红细胞内液的渗透压大于 0.068 mol/L NaCl 溶液的渗透压,因此,水分子就要向红细胞内渗透,使红细胞膨胀,以致破裂。②将红细胞放到高渗的 0.256 mol/L NaCl 溶液中,在显微镜下可以看到红细胞逐渐皱缩,这种现象称为胞浆分离。因为这时红细胞内液的渗透压小于 0.256 mol/L NaCl 溶液的渗透压,因此,水分子由红细胞内向外渗透,使红细胞皱缩。③将红细胞放到等渗的生理盐水中,在显微镜下看到红细胞维持原状。这是因为红细胞与生理盐水渗透压相等,细胞内外达到渗透平衡。图 4-2 为红细

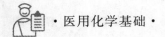
胞在不同浓度 NaCl 溶液中的形态示意图。

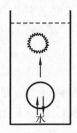
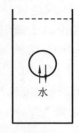
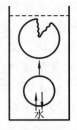

(a) 红细胞置于0.256 mol/L
氯化钠溶液中逐渐皱缩

(b) 红细胞置于0.154 mol/L
氯化钠溶液中保持原来
形状

(c) 红细胞置于0.068 mol/L
氯化钠溶液中逐渐膨胀,
最后破裂

图 4-2　红细胞在不同浓度 NaCl 溶液中的形态示意图

在医疗工作中,不仅大量补液时要注意溶液的渗透压,就是小剂量注射时,也要考虑注射液的渗透压。但临床上由于治疗上的需要也经常会用到高渗溶液,如渗透压比血浆高 10 倍的 2.78 mol/L 葡萄糖溶液。因对急需增加血液中葡萄糖的患者,如用等渗溶液,注射液体积太大,所需注射时间太长,反而不易收效。需要注意,用高渗溶液作静脉注射时,用量不能太大,注射速度不可太快,否则易造成局部高渗引起红细胞皱缩。当高渗溶液缓缓注入体内时,可被大量体液稀释成等渗溶液。对于剂量较小、浓度较稀的溶液,大多是将剂量较小的药物溶于水中,并添加氯化钠、葡萄糖等调制成等渗溶液,亦可直接将药物溶于生理盐水或 0.278 mol/L 葡萄糖溶液中使用,以免引起红细胞破裂。

人体血浆中含有小分子的晶体物质(如氯化钠、葡萄糖和碳酸氢钠等)和高分子的胶体物质(如蛋白质、核酸等)。血浆中的渗透压是这两类物质所产生渗透压的总和。其中由小分子晶体物质产生的渗透压称为晶体渗透压,由高分子胶体物质产生的渗透压称为胶体渗透压。人体内半透膜的通透性不同,晶体渗透压和胶体渗透压在维持体内水盐平衡功能上也不相同。晶体渗透压对维持细胞内外水分的相对平衡起着重要作用。胶体渗透压虽然很小,但在体内起着重要的调节作用。

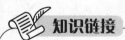 **知识链接**

渗透压的作用

将海水鱼和淡水鱼交换生活环境后,鱼儿还会自在地生活吗?回答是:不行! 这是"渗透压"在起作用。由于海水和淡水的渗透压不同,所以会导致鱼体细胞的"膨胀"或"皱缩"。你知道哪种鱼体细胞会"膨胀",哪种鱼体细胞会"皱缩"吗?

在淡水中游泳时,眼睛会红胀,并有疼痛的感觉,在海水中游泳就会感到干涩,你能用渗透压知识解释吗?

植物吸收水分和养料也体现了"渗透"原理。当土壤溶液的渗透压低于植物细胞液的渗透压时,植物才能不断吸收水分和养料,促使本身生长、发育;反之,植物细胞内水分子会向外渗透,导致植物枯萎。

小 结

一、物质的量

知 识 点	符 号	单 位	有关计算公式
物质的量	n_B 或 $n(B)$	mol	$n_B = \dfrac{N_B}{N_A}$
摩尔质量	M_B 或 $M(B)$	g/mol	$M_B = \dfrac{m_B}{n_B}$

二、溶液的浓度

表示方法	符号	公式	常用单位	浓度间换算
物质的量浓度	c_B	$c_B = \dfrac{n_B}{V}$	mol/L	$c_B = \dfrac{\rho_B}{M_B}$
质量浓度	ρ_B	$\rho_B = \dfrac{m_B}{V}$	g/L	
质量分数	ω_B	$\omega_B = \dfrac{m_B}{m}$		$c_B = \dfrac{\rho\omega_B}{M_B}$
体积分数	φ_B	$\varphi_B = \dfrac{V_B}{V}$		

三、溶液的配制和稀释

知 识 点		知 识 内 容
溶质为固体的溶液配制	配制步骤	计算、称量、溶解、转移、定容
溶液的稀释	稀释定律	稀释前后溶质的量不变
	稀释公式	$c_{B_1} V_1 = c_{B_2} V_2 \quad \varphi_{B_1} V_1 = \varphi_{B_2} V_2$ $\rho_{B_1} V_1 = \rho_{B_2} V_2 \quad \omega_{B_1} m_1 = \omega_{B_2} m_2$
	配制步骤	计算、量取、稀释、转移、定容

四、溶液的渗透压

知 识 点	知 识 内 容
渗透现象产生的条件	①半透膜存在;②半透膜两侧的溶液存在浓度差
渗透压与溶液浓度的关系	一定温度下,稀溶液的渗透压与单位体积溶液中溶质的粒子数成正比,而与溶质的本性无关
渗透压的医学意义	临床上规定等渗溶液的渗透浓度:280~320 mmol/L 红细胞在高渗溶液中会发生皱缩;在低渗溶液中会发生溶血破裂;临床上大量输液必须使用等渗溶液

1. 渗透现象

溶剂分子透过半透膜由纯溶剂进入溶液(或由稀溶液进入浓溶液)的现象称为渗透现

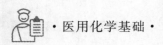

象,简称渗透。

2. 渗透压

将两种浓度不同的溶液用半透膜隔开,恰能阻止渗透现象继续发生,而达到动态平衡的压力,称为渗透压,简称渗压。

3. 渗透浓度与物质的量浓度的关系

对任何非电解质的溶液来说,当温度一定时,其渗透浓度和物质的量浓度相等。而对强电解质来说,由几个离子所组成的强电解质溶液,其渗透浓度就是物质的量浓度的几倍。

4. 渗透压在医学上的意义

医学上规定凡渗透浓度在 $280 \sim 320$ mmol/L 的溶液为等渗溶液;渗透浓度高于 320 mmol/L 的溶液为高渗溶液;渗透浓度低于 280 mmol/L 的溶液为低渗溶液。临床上在给病人进行大量补液时必须要用等渗溶液。若需输高渗溶液,须严格控制用量与注射速度。

能力检测

一、选择题(A1 型题)

(1) 6.02×10^{23} 个氢原子是(　　)。

A. 1 mol 氢分子　　B. 1 mol 氢原子　　C. 1 mol 氢元素　　D. 1 mol 原子

(2) 下列叙述正确的是(　　)。

A. 摩尔是物质质量的单位　　　　　　B. 摩尔是物质的量的单位

C. H_2O 的摩尔质量是 18 g　　　　　　D. 1 mol 任何物质都含有 6.02×10^{23} 个原子

(3) 1 mol 物质含有阿伏伽德罗常数个(　　)。

A. 分子　　　　　　B. 原子　　　　　　C. 离子　　　　　　D. 微粒

(4) SO_4^{2-} 的摩尔质量为(　　)。

A. 98 g/mol　　B. 96 g/mol　　C. 98 g　　D. 96 mol/g

(5) 1 mol H_2SO_4 中所含的原子的物质的量为(　　)。

A. 1 mol　　B. 7 mol　　C. 4 mol　　D. $4 \times 6.02 \times 10^{23}$

(6) 3.01×10^{23} 个氢分子的物质的量为(　　)。

A. 0.1 mol　　B. 0.2 mol　　C. 0.3 mol　　D. 0.5 mol

(7) Na 的摩尔质量为(　　)。

A. 23 g　　B. 23 mol　　C. 23　　D. 23 g/mol

(8) 0.1 mol NaOH 中,含 OH^- 的物质的量为(　　)。

A. 1 mol　　B. 0.1 mol　　C. 0.2 mol　　D. 无法确定

(9) 物质的量浓度单位为(　　)。

A. g　　B. mol/L　　C. g/L　　D. g/moL

(10) 生理盐水的质量浓度为(　　)。

A. 0.9 mol/L　　B. 9 g/L　　C. 9 mol/L　　D. 0.9 g/L

(11) 200 mL 生理盐水中,含有 NaCl(　　)g。

A. 4.5　　B. 1.8　　C. 9　　D. 18

(12) 0.2 mol/L $FeCl_3$ 溶液中 Cl^- 的浓度为(　　)。

A. 0.2 mol/L   B. 0.4 mol/L   C. 0.6 mol/L   D. 0.02 mol/L

(13) 0.2 mol/L NaOH 溶液 100 mL,取出 10 mL NaOH 溶液,其 c_B 为(   )。

A. 0.01 mol/L   B. 0.2 mol/L   C. 0.1 mol/L   D. 0.02 mol/L

(14) 配制 3 g/L 硫酸锌滴眼液 1 L,需硫酸锌的质量为(   )。

A. 1.5 g   B. 3.0 g   C. 30 g   D. 0.3 g

(15) 配制一定浓度的溶液,配制前后(   )。

A. 溶质的量不变   B. 溶剂的量不变
C. 溶液体积不变   D. 溶液质量不变

(16) 50 g/L 的葡萄糖($C_6H_{12}O_6$)溶液的渗透浓度为(   )。

A. 50 g/L   B. 100 g/L   C. 278 mol/L   D. 278 mmol/L

(17) 同温下,0.1 mol/L 蔗糖溶液产生的渗透压是 0.1 mol/L NaCl 溶液产生的渗透压的倍数是(   )。

A. 2 倍   B. 3 倍   C. 1/2   D. 1/3

(18) 医学上规定等渗溶液的范围为(   )。

A. 200～240 mol/L   B. 240～280 mmol/L
C. 280～320 mmol/L   D. 300～340 mmol/L

(19) 与稀溶液渗透压大小有关的是(   )。

A. 溶质粒子的大小   B. 溶质粒子的质量
C. 溶质粒子的性质   D. 溶质的粒子数

(20) 在 50 mL NaCl 溶液中含 NaCl 0.45 g,该溶液和血浆比较是(   )。

A. 低渗溶液   B. 高渗溶液   C. 等渗溶液   D. 无法判断

(21) 50 g/L 葡萄糖溶液的渗透压与人体血浆(   )。

A. 等渗   B. 低渗   C. 高渗   D. 无法比较

(22) 将红细胞置于 19 g/L NaCl 水溶液中的现象是(   )。

A. 溶血   B. 逐渐萎缩
C. 不发生变化   D. 先萎缩后溶血

(23) 红细胞在下列溶液中出现破裂溶血现象的是(   )。

A. 50 g/L 葡萄糖   B. 9 mol/L NaCl 溶液
C. 9 g/L NaCl 溶液   D. 25 g/L 葡萄糖溶液

(24) 临床上大量补液应用的是(   )。

A. 高渗溶液   B. 低渗溶液   C. 等渗溶液   D. 稀的 NaCl 溶液

(25) 下列溶液与血浆等渗的是(   )。

A. 0.3 mol/L NaCl   B. 0.3 mol/L 葡萄糖
C. 0.3 mol/L $MgCl_2$ D. 0.3 mol/L 乳酸钠($NaC_3H_5O_3$)

二、填空题

(1) 物质 B 的物质的量的符号为_____,单位符号是_____。

(2) 阿伏伽德罗常数的符号为_____,其数值为_____。

(3) 1 mol H_2SO_4 的质量是_____ g,含_____个 H_2SO_4 分子,_____ mol 的 O 原子。

（4）0.5 mol 的 O_2 质量是_____ g,含_____个 O_2 分子。

（5）CO_2 的摩尔质量是_____,4.4 g CO_2 的物质的量是_____ mol。

（6）0.2 mol 的 $Ba(OH)_2$ 溶液中,含_____ mol Ba^{2+} 和_____ mol OH^-。

（7）物质 B 的体积分数的符号为_____,配制体积分数为 50% 的甘油溶液 200 mL,需纯甘油_____ mL。

（8）0.1 mol/L $MgCl_2$ 溶液 100 mL,含溶质 $MgCl_2$ 为_____ mol。

（9）3.4 g 蔗糖配制成 400 mL 蔗糖溶液,其 ρ_B 为_____。

（10）正常人血浆的渗透压为_____,相当于血浆渗透浓度为_____。

（11）临床上给病人大量输液时,必须使用_____溶液,因为高渗溶液会使红细胞_____,低渗溶液会使红细胞_____,等渗溶液会使红细胞_____。

（12）在一定温度下,稀溶液渗透压的大小与单位体积溶液中所含溶质的_____成正比,与溶质粒子的_____无关。

三、判断题

（1）1 mol NaOH 的质量是 40 g。 （ ）

（2）溶液的稀释特点就是溶质的量改变,溶液的量不改变。 （ ）

（3）5 mL 1 mol/L HCl 溶液比 10 mL 1 mol/L HCl 溶液浓度小。 （ ）

（4）10 g/L KOH 溶液是指 1 L 水中含溶质 KOH 10 g。 （ ）

（5）渗透现象产生的条件是只有半透膜存在即可。 （ ）

（6）红细胞在低渗溶液中出现溶血现象。 （ ）

（7）渗透压相等的两种溶液就是等渗溶液。 （ ）

四、简答题

（1）如何配制 0.278 mol/L 的葡萄糖溶液 100 mL?

（2）产生渗透现象的条件有哪些?

（3）临床上大量输液时,为何要使用等渗溶液?

（4）如何配制"84"消毒液,即 8000 mg/L 的次氯酸钠溶液 100 mL?

五、计算题

（1）正常人血浆中每 100 mL 含 Na^+ 326 mg,求血浆中 Na^+ 物质的量浓度。

（2）市售化学试剂浓氨水,其质量分数为 0.28、密度为 0.9 g/mL,求该浓氨水的物质的量浓度。

（3）0.2 mol/L KOH 溶液 200 mL,含溶质 KOH 的质量为多少克?

（4）配制 0.2 mol/L HCl 溶液 600 mL,需要 6 mol/L HCl 溶液多少毫升?

（5）将 100 g/L KCl 溶液 200 mL 加水稀释到 500 mL,求稀释后溶液的浓度。

（6）临床上用 112 g/L 乳酸钠（$NaC_3H_5O_3$）针剂（每支 20 mL）配制 1/6 mol/L 乳酸钠溶液 360 mL,需要这种针剂几支?

（7）配制 500 mL 浓度为 0.25 mol/L 的 Na_2CO_3 溶液,需要 106 g/L Na_2CO_3 溶液多少毫升?

（8）某制剂室每月生产 8 批 9 g/L 生理盐水,每批 300 瓶,每瓶 500 mL,求:
①每月消耗 NaCl 多少千克? ②该 NaCl 溶液的物质的量浓度。③其渗透浓度。

（9）现有 NaOH 500 g,能配制 2 mol/L 的 NaOH 溶液多少毫升?

（10）腹泻脱水患儿经补液治疗后已排尿，按医嘱继续输液 300 mL，需加入 10％氯化钾溶液（输液浓度不超过 0.3％）多少毫升？

■ 戴惠玲　关丽玲(第 1、2 节) ■
■ 毛　锐　刘宸婷(第 3 节) ■

第五章 电解质溶液

学习目标

　　掌握：强、弱电解质的概念；溶液的酸碱性和 pH 值；缓冲作用和缓冲溶液概念。

　　熟悉：弱电解质的电离平衡；盐类水解的概念及不同类型盐水解后溶液的酸碱性；缓冲溶液的组成。

　　了解：同离子效应；盐类水解的意义；缓冲作用原理及其在医药上的意义。

　　许多化合物溶解在水中有不同的导电性，有的化合物在熔融状态下也可以导电。在水溶液里或熔融状态下能导电的一类化合物称为电解质。酸、碱、盐均为电解质，它们的水溶液称为电解质溶液。

　　人体体液和组织液中都存在着许多无机盐，它们大多是以离子形式存在于体内的，如 Na^+、K^+、Ca^{2+}、Cl^-、SO_4^{2-}、CO_3^{2-}、HCO_3^- 等。它们在维持渗透平衡、酸碱平衡，以及神经、肌肉等组织的生理、生化功能方面起着重要的作用。因此学习有关电解质的一些基本理论是学习医学科学所必需的。

第一节　弱电解质的电离平衡

一、强电解质和弱电解质

　　我们已经知道酸、碱、盐均为电解质。但不同种类的电解质溶液的导电能力不尽相同。

　　【演示实验 5-1】　在 5 个烧杯中，分别装入等体积的 0.5 mol/L 的盐酸（HCl）、醋酸（CH_3COOH）、氢氧化钠（NaOH）、氨水（$NH_3 \cdot H_2O$）和氯化钠（NaCl）溶液进行导电实验，观察灯泡发光的明暗程度。

　　实验结果表明，与盐酸、氢氧化钠和氯化钠溶液相连接的电路上的灯泡较明亮，而与醋酸溶液、氨水相连接的电路上的灯泡较暗。这说明在相同条件下，不同电解质溶液的导电能力是不同的，盐酸、氢氧化钠和氯化钠溶液的导电能力比醋酸溶液、氨水强。

　　为什么在相同条件下不同的电解质溶液导电能力不相同呢？这是因为在不同的电解质溶液中，单位体积内能导电的自由移动的离子数目不同。单位体积内离子数目越多，溶液的导电能力越强；离子数目越少，溶液的导电能力越弱。溶液中离子数目的多少是由电解质的电离程度决定的。由此可见,浓度相同的不同电解质在溶液里电离程度是不同的。

根据电离程度的大小不同,电解质可分为强电解质和弱电解质。

(一)强电解质

盐酸、氢氧化钠和氯化钠溶液的导电能力强,因为这些电解质在水溶液里完全电离成离子。在水溶液里全部电离成阴、阳离子的电解质称为强电解质。

强电解质的电离是不可逆的,其电离方程式用"===="或"——→"表示。例如:

$$HCl =\!=\!= H^+ + Cl^- \quad 或 \quad HCl \longrightarrow H^+ + Cl^-$$
$$NaOH =\!=\!= Na^+ + OH^- \quad 或 \quad NaOH \longrightarrow Na^+ + OH^-$$
$$NaCl =\!=\!= Na^+ + Cl^- \quad 或 \quad NaCl \longrightarrow Na^+ + Cl^-$$

强酸、强碱和绝大多数盐都是强电解质。如盐酸、硫酸、硝酸、氢氧化钠、氢氧化钾、氢氧化钙、氢氧化钡、氯化钠、硝酸钾、碳酸钙、氯化银等都是强电解质。

必须注意的是,强电解质在溶液中完全电离但并不表示溶液的导电能力一定强。只有当溶液中的离子浓度较大时,导电能力才比较强。如氯化银是强电解质,但氯化银的溶解度很小,虽然溶解于水的氯化银能完全电离成 Ag^+ 和 Cl^-,但是溶液中的离子浓度却很小,所以氯化银水溶液导电能力很弱。

(二)弱电解质

醋酸和氨水在溶液里只有一小部分电离成离子,大部分是未电离的分子。水溶液里只有部分电离成阴、阳离子的电解质称为弱电解质。在弱电解质溶液里,弱电解质分子电离成离子的同时,离子又重新结合成分子,其电离过程是可逆的。在电离方程式中用"⇌"代替"===="表示电离的可逆性。例如:

$$NH_3 \cdot H_2O \rightleftharpoons NH_4^+ + OH^-$$
$$\underset{醋酸}{CH_3COOH} \rightleftharpoons H^+ + \underset{醋酸根离子}{CH_3COO^-}$$

弱酸(如醋酸、碳酸、磷酸等)、弱碱(如氨水等)和少数盐类都是弱电解质。在弱电解质溶液里,同时存在着弱电解质分子和电离出的离子。

如果弱电解质是多元弱酸,则它们的电离是分步进行的。如碳酸的电离:

$$H_2CO_3 \rightleftharpoons H^+ + HCO_3^-$$
$$HCO_3^- \rightleftharpoons H^+ + CO_3^{2-}$$

多元酸的电离以第一步电离程度最大,第二步电离程度减小,并依次递减。

二、弱电解质的电离平衡

(一)电离平衡

以醋酸为例:

$$CH_3COOH \rightleftharpoons H^+ + CH_3COO^-$$

开始电离时,主要是醋酸分子的电离,正过程(电离)速度较大,随着醋酸分子的电离,溶液里分子浓度不断减小,离子浓度不断增大,因而正过程速度逐渐减慢,离子结合成分子的逆过程逐渐加快。当正过程和逆过程的速度相等时,溶液里的醋酸分子、氢离子和醋酸根离子的浓度不再改变,弱电解质溶液达到电离平衡状态。

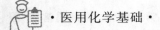

在一定条件下,当弱电解质的分子电离成离子的速度和离子重新结合成分子的速度相等时的状态称为电离平衡。

电离平衡是动态平衡。当外界条件改变时,电离平衡会发生移动。

*(二)电离度

在一定温度下,弱电解质在溶液中达到电离平衡时,已电离的弱电解质分子数与电离前分子总数的比值,称为该电解质的电离度,用符号 α 表示。

$$\alpha = \frac{\text{已电离的分子数}}{\text{分子总数}} \times 100\%$$

例如,25 ℃时,0.1 mol/L CH_3COOH 的 $\alpha = 1.34\%$,表示在溶液中每 10000 个 CH_3COOH 分子中约有 134 个分子电离成 H^+ 和 CH_3COO^-。

不同的弱电解质,其电离度大小不同。电解质越弱,它的电离度越小。因此,电离度可以定量地表示电解质的相对强弱。同样的条件下,电解质电离能力越弱,电离度越小。在 0.1 mol/L 溶液中,电离度大于 30% 的电解质称为强电解质,电离度小于 5% 的电解质称为弱电解质,电离度在 5%~30% 的称为中强电解质。几种常见酸、碱、盐的电离度见表 5-1。

表 5-1 几种常见的电解质的电离度

电解质	化学式	电离度/(%)	电解质	化学式	电离度/(%)
盐酸	HCl	92	氢氧化钠	NaOH	84
硝酸	HNO_3	92	氢氧化钾	KOH	89
硫酸	H_2SO_4	61	氨水	$NH_3 \cdot H_2O$	1.33
磷酸	H_3PO_4	27	氯化钠	NaCl	84
醋酸	CH_3COOH	1.32	硝酸银	$AgNO_3$	81
碳酸	H_2CO_3	0.17	醋酸钠	CH_3COONa	79

弱电解质电离度大小除与溶质和溶剂的极性强弱有关外,还与溶液的浓度及温度有关。对于水溶液,通常说某电解质的电离度都是指一定温度和一定浓度时的电离度。

(三)电离平衡的移动

在氨水中存在着下列平衡:

$$NH_3 \cdot H_2O \rightleftharpoons NH_4^+ + OH^-$$

达到平衡时,溶液里 $NH_3 \cdot H_2O$、NH_4^+、OH^- 都保持着一定的浓度。如果改变其中任一浓度,则平衡发生移动。

例如向溶液中加入少量酸(如 HCl)、碱(如 NaOH)或加入浓氨水($NH_3 \cdot H_2O$),平衡都会发生移动。加入 HCl 溶液后,HCl 中的 H^+ 能与溶液中的 OH^- 结合生成 H_2O,使平衡向右移动;NaOH 能够增大 OH^- 浓度,使电离平衡向左移动;加入浓氨水增大了 $NH_3 \cdot H_2O$ 的浓度,使平衡向右移动。

由此可见,当弱电解质达到电离平衡时,改变电解质分子或离子的浓度可使原来的电离平衡遭到破坏,直至建立新的平衡。由于条件(浓度)的改变,弱电解质由原来的电离平衡达到新的电离平衡的过程,称为电离平衡的移动。

*三、同离子效应

【演示实验 5-2】 在小烧杯内加入氨水适量,滴加 1 滴酚酞试液,摇匀后分别倒入两支试管。在其中一支试管里加入少量氯化铵固体,振摇使之溶解,观察两支试管内溶液的颜色变化。

实验结果表明,氨水中滴加酚酞,溶液因呈碱性而显红色。加入氯化铵的试管溶液颜色变浅,说明碱性减弱,即 OH^- 浓度减小。这是因为氯化铵是强电解质,在溶液里全部电离成 NH_4^+ 和 Cl^-,溶液中 NH_4^+ 浓度显著增大,破坏了氨水的电离平衡,平衡向左移动。达到新的平衡时,溶液里 OH^- 浓度减小,$NH_3 \cdot H_2O$ 浓度增大,电离度减小,故溶液的红色变浅。这一过程可表示如下:

$$NH_3 \cdot H_2O \Longrightarrow OH^- + NH_4^+$$
$$NH_4Cl \Longrightarrow Cl^- + NH_4^+$$

同样,在醋酸溶液中加入强电解质 CH_3COONa,醋酸的电离平衡向左移动,使醋酸的电离度减小。

$$CH_3COOH \Longrightarrow H^+ + CH_3COO^-$$
$$CH_3COONa \Longrightarrow Na^+ + CH_3COO^-$$

在弱电解质溶液里,加入和弱电解质具有相同离子的强电解质,使弱电解质电离度减小的现象称为同离子效应。

弱电解质的电离平衡由于同离子效应而发生移动,使电离度减小,但弱电解质的电离平衡常数不变。

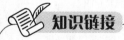 **知识链接**

电解质饮料

电解质饮料,又称矿物质饮料,饮料中除了水外还包括有钠、钾、镁、氯、硫酸根、磷酸根等离子,以及柠檬酸盐、蔗糖、葡萄糖、维生素 C 及维生素 B_6,此饮料可补充人体新陈代谢的消耗。为了改进口感,饮料中往往还加入柠檬风味剂或其他风味剂、甜味剂和防腐剂。电解质饮料主要有以下作用:①不可口的口感,可因各种电解质的合理比例而抵消;②由于电解质的配方比例合理,可提高人体充分吸收饮料中的糖原,提高人体肌肉的活动能力,可迅速补充人体消耗的水分,迅速解除疲劳;③饮料富含碳水化合物,在人体内可迅速转化为糖原储藏于肝内或肌肉内;④钾离子可解除疲劳,可促进糖的吸收,降低或消除人体新陈代谢的碱中毒;⑤维生素 C 和维生素 B_6 可促进肝的新陈代谢,有利于排除有害物质,如酒精、氨等废物。

第二节　水的电离和溶液的酸碱性

水是人类生命之源,没有水,就没有生命。水有很重要的生理功能,如保持细胞形态,

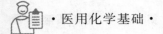

提高代谢作用;调节体液黏度,改善体液组织的循环;调节人体体温,保持皮肤湿润与弹性等。水是一种最重要的溶剂,能溶解许多物质,也能对溶液的酸碱性产生一定的影响。

一、水的电离

自然界的水都是不纯的,因为水是很好的溶剂,可溶解许多物质。而化学学习所提及的水是指纯净的水。人们通常认为纯水不导电,但用精密的仪器测定,发现水有微弱的导电能力。这说明水是一种极弱的电解质,它能电离出极少量的 H^+ 和 OH^- :

$$H_2O \rightleftharpoons H^+ + OH^-$$

从纯水的导电实验测得,在 25 ℃时,1 L 纯水(物质的量为 55.6 mol)中只有 1.0×10^{-7} mol 水分子电离,可电离出 1.0×10^{-7} mol 的 H^+ 和 1.0×10^{-7} mol 的 OH^- ,两者的乘积是一个常数,用 K_w 表示。

$$K_w = [H^+][OH^-] = 1.0 \times 10^{-14}$$

K_w 称为水的离子积常数,简称为水的离子积。常温下,由于水的电离平衡的存在,$[H^+]$ 或 $[OH^-]$ 两者中若有一种增大,则另一种一定减少,所以不仅在纯水中,就是在任何酸性或碱性的稀溶液中,$[H^+]$ 和 $[OH^-]$ 的乘积也是常数,室温时都为 1.0×10^{-14} 。

二、溶液的酸碱性和 pH 值

(一)溶液的酸碱性和 $[H^+]$ 的关系

溶液的酸碱性对物质的性质,如药物的稳定性和生理作用都具有重大作用,药物的合成、含量测定及临床检验工作中许多操作都需要控制一定的酸碱条件,而溶液的酸碱性与溶剂水的关系很密切。

常温下纯水中 $[H^+]$ 和 $[OH^-]$ 相等,都是 10^{-7} mol/L,所以纯水是中性的。

如果向纯水中加酸,由于 $[H^+]$ 的增大,使水的电离平衡向左移动,当达到新的平衡时,溶液中 $[H^+] > [OH^-]$,即 $[H^+] > 10^{-7}$ mol/L,$[OH^-] < 10^{-7}$ mol/L,溶液呈酸性。

如果向纯水中加碱,由于 $[OH^-]$ 的增大,也使水的电离平衡向左移动,当达到新的平衡时,溶液中 $[OH^-] > [H^+]$,即 $[OH^-] > 10^{-7}$ mol/L,$[H^+] < 10^{-7}$ mol/L,溶液呈碱性。

常温时溶液的酸碱性与 $[H^+]$ 和 $[OH^-]$ 的关系可表示为

中性溶液　　$[H^+] = [OH^-] = 10^{-7}$ mol/L

酸性溶液　　$[H^+] > 10^{-7}$ mol/L $> [OH^-]$

碱性溶液　　$[OH^-] > 10^{-7}$ mol/L $> [H^+]$

由此可见,由于存在水的电离平衡,无论是中性、酸性还是碱性溶液中,都同时含有 H^+ 和 OH^- ,只不过两种离子浓度的大小不同而已。$[H^+]$ 越大,$[OH^-]$ 越小,溶液的酸性越强;$[H^+]$ 越小,$[OH^-]$ 越大,溶液的碱性越强。

(二)溶液的酸碱性与 pH 值的关系

溶液的酸碱性可以用 $[H^+]$ 或 $[OH^-]$ 来表示,习惯上多采用 $[H^+]$ 来表示。但当溶液中的 $[H^+]$ 很小时,如血清中 $[H^+] = 3.98 \times 10^{-8}$ mol/L,用 $[H^+]$ 来表示溶液的酸碱性就很不方便。因此常用 pH 值来表示溶液的酸碱性。所谓 pH 值就是氢离子浓度的负对数。

$$pH = -\lg[H^+]$$

例如:$[H^+] = 1 \times 10^{-7}$ mol/L,则 $pH = -\lg(1 \times 10^{-7}) = 7$

$[H^+] = 1 \times 10^{-3}$ mol/L,则 $pH = -\lg(1 \times 10^{-3}) = 3$

$[H^+] = 1 \times 10^{-10}$ mol/L,则 $pH = -\lg(1 \times 10^{-10}) = 10$

$[OH^-] = 1 \times 10^{-3}$ mol/L,则 $[H^+] = \dfrac{K_w}{[OH^-]} = \dfrac{10^{-14}}{10^{-3}}$ mol/L $= 10^{-11}$ mol/L,

$pH = 11$

溶液的 $[H^+]$ 越大,溶液的 pH 值越小,酸性越强;溶液的 $[H^+]$ 越小,溶液的 pH 值越大,碱性越强。用 pH 值可以表示溶液酸碱性的强弱。$[H^+]$ 与 pH 值的对应关系表示如下:

$[H^+]$ 10^0 10^{-1} 10^{-2} 10^{-3} 10^{-4} 10^{-5} 10^{-6} 10^{-7} 10^{-8} 10^{-9} 10^{-10} 10^{-11} 10^{-12} 10^{-13} 10^{-14}

pH   0   1   2   3   4   5   6 | 7 | 8   9   10   11   12   13   14

             酸性增强   中性   碱性增强

可以看出,溶液的 pH 值相差一个单位,$[H^+]$ 相差 10 倍。pH 值增大 1 个单位,$[H^+]$ 减小为原来的 1/10;pH 值减小 2 个单位,$[H^+]$ 增大 100 倍;以此类推。

溶液的酸碱性与 pH 值的关系是:

中性溶液   pH = 7

酸性溶液   pH < 7

碱性溶液   pH > 7

但应注意,pH 值常用范围在 1~14。当溶液的 $[H^+]$ 大于 1 mol/L,pH < 0 时,一般不用 pH 值而直接用 $[H^+]$ 来表示溶液的酸度;pH > 14 时,直接用 $[OH^-]$ 来表示溶液的碱度则更为方便。

(三)pH 值在医学上的意义

pH 值在医学和生物学上有着重要的意义。例如生物体中一些生物化学变化,只能在一定的 pH 值范围才能正常进行,各种生物催化剂——酶也只有在一定的 pH 值时才有活性,否则将会降低或失去其活性。正常人体血液中的 pH 值维持在 7.35~7.45。临床上把人体血液的 pH < 7.35 时称为酸中毒,pH > 7.45 时称为碱中毒。无论是酸中毒还是碱中毒,都会引起严重的后果,pH 值偏离正常范围 0.4 个单位以上就有生命危险,必须采取适当的措施纠正血液的 pH 值。静脉输液时溶液的 pH 值最好与血液的 pH 值相差不大,以免引起血液 pH 值的改变。人体各种体液的 pH 值见表 5-2。

表 5-2   人体各种体液的 pH 值

体 液	pH	体 液	pH
成人胃液	0.9~1.5	大肠液	8.3~8.4
婴儿胃液	5.0	乳汁	6.6~6.9
唾液	6.35~6.85	泪水	7.4
胰液	7.5~8.0	尿液	4.8~7.5
小肠液	7.6	脑脊液	7.35~7.45

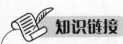 知识链接

酸碱指示剂

许多有机染料的颜色会随溶液的 pH 值不同而改变,因此可以借助于这种颜色变化来判断溶液的酸碱性或酸碱度,这些物质称为酸碱指示剂。几种常见酸碱指示剂与变色范围见表 5-3。

表 5-3 几种常见酸碱指示剂与变色范围

酸碱指示剂	变色范围	颜色变化	用量(滴/10 mL 试液)
甲基橙	3.1~4.4	红色~黄色	1
甲基红	4.4~6.2	红色~黄色	1
石蕊	5.0~8.0	红色~蓝色	常用其试纸
酚酞	8.0~10.0	无色~红色	1~3

使用单一指示剂,只能粗略了解溶液的酸碱性,在实际工作中常用多种指示剂按照不同比例混合配成通用指示剂。它有不同颜色的"色阶",不同的颜色对应不同的 pH 值。使用时,把待测液滴在 pH 试纸上,将试纸呈现的颜色与该试纸所附的标准比色卡对照,即可测出溶液的近似 pH 值。也可以用点滴板来测定溶液的 pH 值,取待测溶液 3~4 滴于点滴板凹穴内,用 pH 试纸一端浸入待测溶液中,立即取出,将试纸呈现的颜色与标准比色卡对照,即可测出溶液近似的 pH 值。

第三节 盐类的水解

一、盐类的水解

酸溶液显酸性,碱溶液显碱性,酸与碱的中和反应可得到盐,那么盐溶液是不是显中性呢?

【演示实验 5-3】 用 pH 试纸分别测试相同浓度的醋酸钠(CH_3COONa)、氯化铵(NH_4Cl)和氯化钠($NaCl$)溶液,与标准比色卡对照。

实验结果显示:CH_3COONa 溶液的 pH$>$7,显碱性;NH_4Cl 溶液的 pH$<$7,显酸性;$NaCl$ 溶液的 pH$=$7,显中性。为什么有些盐的水溶液会显示酸性或碱性呢? 这是因为盐的离子与水中的 H^+ 和 OH^- 结合生成了弱电解质,破坏了水的电离平衡,改变了溶液中 $[H^+]$和$[OH^-]$,所以盐溶液显示酸性或碱性。

例如,醋酸钠溶液显碱性,这是因为醋酸钠是由强碱和弱酸所生成的盐,在其水溶液里存在下列几种平衡:

$$CH_3COONa \Longrightarrow Na^+ + CH_3COO^-$$
$$+$$
$$H_2O \Longrightarrow OH^- + H^+$$
$$\Downarrow$$
$$CH_3COOH$$

可以看出,由于 CH_3COO^- 跟水电离出来的 H^+ 结合成弱电解质 CH_3COOH,从而破坏水的电离平衡,溶液里 $[OH^-]>[H^+]$,使醋酸钠溶液显碱性。上述反应可用离子方程式表示。

$$H_2O+CH_3COO^- \rightleftharpoons CH_3COOH+OH^-$$

在溶液中,盐的离子和水中的 H^+ 或 OH^- 结合成弱电解质的反应称为盐的水解。

二、盐水解的主要类型

盐类可看作由相应的酸和碱作用所生成。由于生成盐的酸和碱的强弱不同,其水解情况也各不相同。现分别讨论如下。

(一) 弱酸强碱盐的水解

以醋酸钠(CH_3COONa)的水解为例。

醋酸钠(CH_3COONa)是由强碱氢氧化钠($NaOH$)和弱酸醋酸(CH_3COOH)发生中和反应生成的盐,是强电解质,在水中全部电离成 Na^+ 和 CH_3COO^-,同时 H_2O 部分电离产生少量的 H^+ 和 OH^-。CH_3COO^- 与 H_2O 电离出来的 H^+ 结合成弱电解质 CH_3COOH,从而破坏了水的电离平衡,导致水的电离平衡向右移动,达到新的平衡时,溶液中 $[OH^-]>[H^+]$,所以醋酸钠溶液显碱性。

由此得出,强碱弱酸盐能水解,其水解后溶液显碱性。水解作用的实质是弱酸根离子与水电离的氢离子结合生成弱酸分子。

碳酸钠同醋酸钠一样,水解后溶液显碱性。其他如碳酸氢钠($NaHCO_3$)、硫化钠(Na_2S)、碳酸钾(K_2CO_3)等盐的水解也属于这种类型。

(二) 强酸弱碱盐的水解

以氯化铵(NH_4Cl)的水解为例。

氯化铵(NH_4Cl)是由强酸盐酸(HCl)和弱碱氨水($NH_3 \cdot H_2O$)发生中和反应生成的盐,是强电解质,在水中全部电离成 NH_4^+ 和 Cl^-,同时水也电离出极少量的 H^+ 和 OH^-。溶液中的 NH_4^+ 和 OH^- 能结合生成弱电解质 $NH_3 \cdot H_2O$,破坏了水的电离平衡,促使水继续电离。溶液中 $[OH^-]$ 不断减小,而 $[H^+]$ 不断增大,直到建立新的平衡。此时溶液里的 $[H^+]>[OH^-]$,pH<7,使氯化铵溶液显酸性。

由此得出,强酸弱碱盐(又称弱碱强酸盐)水解后显酸性。其他如三氯化铁($FeCl_3$)、硝酸铵(NH_4NO_3)、硫酸铝[$Al_2(SO_4)_3$]、硫酸铵[$(NH_4)_2SO_4$]、硝酸铜[$Cu(NO_3)_2$]等盐的水解也属于这种类型。

强酸强碱盐不发生水解。因为这类盐的离子不跟水中的 H^+ 和 OH^- 结合,不能生成弱电解质,水的电离平衡不受影响,其水溶液显中性。

如氯化钾(KCl)、氯化钠($NaCl$)、硫酸钠(Na_2SO_4)、硝酸钾(KNO_3)、氯化钡($BaCl_2$)、氯化钙($CaCl_2$)等盐属于这种类型。

弱酸弱碱盐强烈水解,水溶液的酸碱性取决于水解后生成的弱酸和弱碱的相对强弱。如醋酸铵(CH_3COONH_4)、碳酸铵[$(NH_4)_2CO_3$]、硫化铵[$(NH_4)_2S$]水解情况比较复杂,在此不做讨论。

总之,盐类水解的实质是盐电离出的弱酸根离子或弱碱阳离子和水电离出的 H^+ 或

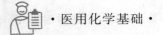

OH⁻结合生成弱酸或弱碱,破坏了水的电离平衡,使水的电离平衡向右移动,溶液中的 H⁺浓度或 OH⁻浓度发生相应的改变,从而使溶液显示不同的酸碱性。

$$酸 + 碱 \underset{水解}{\overset{中和}{\rightleftharpoons}} 盐 + 水$$

盐类的水解是中和反应的逆反应,一般情况下水解的程度都比较小,因而水解过程没有气体放出或沉淀生成,书写盐的水解的离子方程式时,要写可逆符号"⇌",不写沉淀"↓",不写气体"↑"。不同的盐水解程度不同,盐类的水解程度主要由盐类本身的性质所决定,组成盐的酸或碱越弱,其盐的水解程度就越大,盐溶液的碱性或酸性就越强。除此之外,盐类的水解程度也受外界条件的影响,如温度、盐溶液的浓度和溶液的酸碱性等。

三、盐类水解在医学上的应用

盐的水解在日常生活和医药卫生方面都具有重要的意义。临床上纠正酸中毒或治疗胃酸过多时使用乳酸钠或碳酸氢钠,就是因为其水解后显碱性;治疗碱中毒时使用氯化铵,是利用其水解后显酸性。例如生活中明矾[AlK(SO₄)₂·12H₂O]净水的原理,就是利用它水解生成的氢氧化铝胶体能吸附杂质。

但是盐的水解也会带来不利的影响。例如青霉素钠盐和钾盐、巴比妥类等某些药物容易水解而变质。对这些药品应密封保存在干燥处,以防止水解变质。

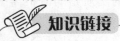

酸中毒和碱中毒

血液呈弱碱性,pH 值范围为 7.35~7.45。血液的酸碱平衡被精确地控制,如果 pH 值偏离正常范围,就会对很多器官产生严重影响。

酸中毒是血液中酸太多(或碱太少),通常引起血液中 pH 值降低,如肺气肿引起的肺部换气不足,充血型心力衰竭和支气管炎、糖尿病、食用低碳水化合物和高脂肪食物引起代谢酸的增加。碱中毒是血液中碱太多(或酸太少),偶尔引起血液中 pH 值上升。如发高烧、换气过速、摄入过多的碱性物质、严重的呕吐等都会引起血液碱性增加。根据病因分为代谢性酸中毒或碱中毒和呼吸性酸中毒或碱中毒。代谢性酸中毒和碱中毒是由肾产生和排出酸或碱不平衡引起的。呼吸性酸中毒和碱中毒是由肺或呼吸系统疾病引起的。

第四节　缓冲溶液

在生物体内的生理变化过程中起重要作用的酶,必须在特定的 pH 值条件下才能发挥有效的作用,若 pH 值稍有偏离,酶的活性就大为降低,甚至丧失。生物体在代谢过程中不断产生酸和碱,但是人体内各种体液都能维持自身的 pH 值在一定的范围内,如人体血液的 pH 值始终维持在 7.35~7.45,持续偏离将导致代谢紊乱,严重时甚至造成死亡。因此,如何控制溶液的酸碱性,使溶液的 pH 值保持相对稳定,在药学和医学上都有重要的意义。

一、缓冲作用和缓冲溶液

纯水和一般的溶液都有其固定的 pH 值。当加入少量酸或碱时,它们的 pH 值都会在外来酸或碱的影响下发生明显的改变。但是,有的溶液却能保持一定的 pH 值,不因外界加入少量酸、碱而使其 pH 值有明显的变化。比如人体的血液,每天许多酸碱性不同的代谢物质进入体内,而血液 pH 值却能维持在一定范围(7.35～7.45)。这说明人体的血液具有对抗少量酸或少量碱的能力。

溶液能对抗外来少量酸或少量碱而保持溶液 pH 值几乎不变的作用称为缓冲作用。具有缓冲作用的溶液称为缓冲溶液。

二、缓冲溶液的组成

缓冲溶液之所以具有缓冲作用,是由于在缓冲溶液中同时含有足量的能对抗外来少量碱的抗碱成分和对抗外来少量酸的抗酸成分。通常把这两种成分称为缓冲对或缓冲系。常用的缓冲对主要有三种类型。

(一)弱酸及其对应的盐

例如:

$$抗碱成分\text{-}抗酸成分$$
$$CH_3COOH\text{-}CH_3COONa$$
$$H_2CO_3\text{-}NaHCO_3$$
$$H_3PO_4\text{-}NaH_2PO_4$$

(二)弱碱及其对应的盐

例如:

$$抗酸成分\text{-}抗碱成分$$
$$NH_3 \cdot H_2O\text{-}NH_4Cl$$

(三)多元弱酸的酸式盐及其对应的次级盐

例如:

$$抗碱成分\text{-}抗酸成分$$
$$NaHCO_3\text{-}Na_2CO_3$$
$$NaH_2PO_4\text{-}Na_2HPO_4$$
$$Na_2HPO_4\text{-}Na_3PO_4$$

三、缓冲溶液在医学上的意义

缓冲溶液在医学上有广泛的用途。如在生物体内的许多化学反应,受着各种酶的控制,而每一种酶只有在一定的 pH 值下才有活性。例如:胃里的蛋白酶所需的 pH 值是 1.5～2.0,pH 值超过 4.0 时,它即完全失去活性,另外,微生物的培养、组织的切片和细菌的染色、血库中血液的冷藏也需要一定 pH 值的缓冲溶液。所以缓冲溶液在医学上具有非常重要的意义。

缓冲溶液在人体内也很重要。例如,血液的 pH 值经常维持在 7.35～7.45,人体的血液是一种缓冲体系。经过粗略估算:每人每天需耗用氧约 600 L,产生 480 L 二氧化碳,约产生 21 mol 碳酸。然而人从吸入氧气至呼出二氧化碳的整个过程中,血液的 pH 值始终保持在 7.35～7.45 的范围内,变化甚微。这除了人体具有排酸功能,即加深呼吸排除 CO_2 以及从肾排除过剩的酸外,应归功于血液的缓冲作用。人体血液的 pH 值之所以能维持在一

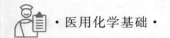
定的范围内,是血液中存在着多种缓冲对的缓冲作用以及肺、肾作用的结果。

血液中能起缓冲作用的缓冲对主要包括如下两类。

(1) 血浆中:$NaHCO_3$-H_2CO_3、Na_2HPO_4-NaH_2PO_4、Na-血浆蛋白-H-血浆蛋白。

(2) 红细胞中:K-血红蛋白-H-血红蛋白(H-Hb-K-Hb)、K-氧合血红蛋白-H-氧合血红蛋白(H-HbO$_2$-K-HbO$_2$)、$KHCO_3$-H_2CO_3、K_2HPO_4-KH_2PO_4。

在这些缓冲系中,碳酸-碳酸氢盐缓冲对($NaHCO_3$-H_2CO_3)在血液中浓度很高,缓冲能力最大,对维持血液正常 pH 值的作用很重要。其次,红细胞中的血红蛋白缓冲对和氧合血红蛋白缓冲对也很重要。在人体代谢过程中产生的酸性或碱性物质以及食入的酸性或碱性物质进入血液后,正是因为这些缓冲对发挥其抗酸抗碱作用,才使血液的 pH 值维持恒定。

当人体代谢过程中产生的酸性物质进入血液时,HCO_3^- 就会立即与它结合生成 H_2CO_3,H_2CO_3 不稳定又会分解成 CO_2 和 H_2O,形成的 CO_2 由肺部排出,消耗掉的 HCO_3^- 可通过肾脏的调节得以补偿,这样就能抑制酸度变化,而使血液的 pH 值保持在正常范围。肺气肿引起的肺部换气不足、糖尿病以及食用低碳水化合物和高脂肪食物等,常引起血液中 H^+ 浓度增加,但通过血浆内的缓冲系统和机体补偿功能的作用,可使血液中的 pH 值保持基本恒定。但在严重腹泻时,由于丧失 HCO_3^- 过多或因肾衰竭引起 H^+ 排泄减少,缓冲系统和机体的补偿功能往往不能有效地发挥作用而使血液的 pH 值下降,当 pH<7.35 时,则易引起酸中毒。

当人体代谢过程中产生的碱性物质进入血液时,身体的补偿机制通过降低肺部 CO_2 的排出量和通过肾脏增加对 HCO_3^- 的排泄来配合缓冲系统,从而使血液的 pH 值不因碱性代谢物的产生而发生改变。若通过缓冲系统和机体补偿功能不能阻止血液中 pH 值的升高,当 pH>7.45 时,则易引起碱中毒。

由于血液中多种缓冲对的缓冲作用以及肺、肾的调节作用,正常人血液的 pH 值得以恒定,如果血液的 pH 值改变 0.1 单位以上,就会发生疾病,表现出酸中毒或碱中毒,严重时可危及生命。因此,缓冲溶液在医学中具有非常重要的作用。

任何缓冲溶液的缓冲能力都是有一定限度的。如果人的机体发生某些疾病,代谢过程发生障碍,体内积蓄的酸或碱过多,超出了体液的缓冲能力,而缓冲对不能有效发挥功能而使血液的 pH 值升高或下降,血液的 pH 值就会发生变化,出现酸中毒或碱中毒,严重时会危及生命。临床上常用乳酸钠或碳酸氢钠纠正酸中毒,用氯化铵来纠正碱中毒。

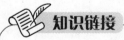 **知识链接**

人体酸碱平衡的维持

人体调节酸碱平衡主要有三个系统。当酸性或碱性物质进入血液后,血液缓冲系统在几秒钟内即可发生反应,约在 20 min 内完成,其特点是作用较快,但只能将酸性或碱性物质强度减弱,而不能从根本上将其从体内清除;肺能排除 CO_2,从而降低体内挥发性酸的含量,当血液 pH 值发生改变时,在 15~30 min 内肺就能发挥出最大调节作用,但对非挥发性酸的调节作用弱;肾脏对机体酸碱平衡的调节作用最慢,需数小时,甚至持续 3~5 天,从其调节能力来看,不论对酸或碱都有调节作用,能排出过多的酸或碱,所以,当肾功能障碍时,往往导致机体内水、电解质及酸碱平衡的失调。

小 结

一、强电解质和弱电解质

知 识 点	知 识 内 容
强电解质	在水溶液里全部电离成阴、阳离子的电解质称为强电解质。在水溶液中完全电离,全部以离子形式存在,其电离是不可逆的。如:HCl、H_2SO_4、HNO_3、KOH 等
弱电解质	水溶液里只有部分电离成阴、阳离子的电解质称为弱电解质。在水溶液中只有部分发生电离,分子和离子同时存在,其电离是可逆的。如:$NH_3 \cdot H_2O$、CH_3COOH、H_2CO_3 等
弱电解质的电离平衡	在一定条件下,当弱电解质的分子电离成离子的速度和离子重新结合成分子的速度相等时的状态称为电离平衡
同离子效应	在弱电解质溶液里,加入和弱电解质具有相同离子的强电解质,使弱电解质电离度减小的现象称为同离子效应

二、溶液的酸碱性与 pH 值的关系

知 识 点	知 识 内 容
中性	$[H^+] = [OH^-] = 1.0 \times 10^{-7}$ mol/L,pH$=7$
酸性	$[H^+] > 1.0 \times 10^{-7}$ mol/L$> [OH^-]$,pH<7
碱性	$[H^+] < 1.0 \times 10^{-7}$ mol/L$< [OH^-]$,pH>7

三、盐类的水解

在溶液中,盐的离子和水中的 H^+ 或 OH^- 结合成弱电解质的反应称为盐的水解。

知 识 点	知 识 内 容
强碱弱酸盐	能水解,溶液显碱性,pH>7,如:CH_3COONa、Na_2S、K_2CO_3
强酸弱碱盐	能水解,溶液显酸性,pH<7,如:$FeCl_3$、NH_4NO_3、$Al_2(SO_4)_3$
弱碱弱酸盐	能水解,溶液的酸碱性取决于水解后生成的弱酸和弱碱的相对强弱,如:CH_3COONH_4、$(NH_4)_2S$
强酸强碱盐	不水解,溶液显中性,pH$=7$,如:KCl、NaCl、KNO_3

四、缓冲溶液

缓冲溶液是由足够浓度的共轭酸碱对组成的,其中共轭碱是抗酸成分,共轭酸是抗碱成分。它具有能抵抗外来少量强酸、强碱或适当的稀释而保持溶液 pH 值几乎不变的作

用,但任何缓冲溶液的缓冲能力都是有一定限度的。

常见的缓冲溶液有三类:弱酸及其对应的盐、弱碱及其对应的盐、多元酸的酸式盐及其对应的次级盐。人体血液中碳酸-碳酸氢盐缓冲对(H_2CO_3-$BHCO_3$)在血液中浓度很高,缓冲能力最大,对维持血液正常 pH 值的作用很重要。

能力检测

一、名词解释

(1)弱电解质　(2)电离平衡　(3)同离子效应　(4)盐类的水解　(5)缓冲作用

二、选择题(A1 型题)

(1) 下列物质属于弱电解质的是(　　)。

A. 二氧化碳　　　　　B. 醋酸　　　　　C. 氯化钠　　　　　D. 醋酸铵

(2) 下列物质属于强电解质的是(　　)。

A. 氨水　　　　　　　B. 氧气　　　　　C. 氯化铵　　　　　D. 醋酸

(3) 下列各组物质中,全都是弱电解质的是(　　)。

A. 醋酸、氨水、盐酸　　　　　　　　B. 氢硫酸、硫酸、硝酸银

C. 氢氧化钠、氨水、碳酸　　　　　　D. 氢硫酸、碳酸、氨水

(4) 在 $H_2CO_3 \rightleftharpoons H^+ + HCO_3^-$ 平衡体系中,能使电离平衡向左移动的条件是(　　)。

A. 加氢氧化钠　　　　　　　　　　B. 加盐酸

C. 加水　　　　　　　　　　　　　D. 升高温度

(5) 在氨水溶液中加入(　　)会发生同离子效应。

A. 盐酸　　　　　B. 醋酸钠　　　　　C. 氯化铵　　　　　D. 硫酸

(6) 发生同离子效应时,将使弱电解质的电离平衡(　　)。

A. 左移　　　　　B. 右移　　　　　C. 不移动　　　　　D. 先左移,后右移

(7) 关于酸性溶液下列叙述正确的是(　　)。

A. 只有氢离子存在　　　　　　　　B. $[H^+] < 10^{-1}$ mol/L

C. $[H^+] > [OH^-]$　　　　　　　　D. pH = 7

(8) $[H^+] = 10^{-1}$ mol/L 的溶液,pH 值为(　　)。

A. 1　　　　　B. 4　　　　　C. 10　　　　　D. 14

(9) 常温下,在纯水中加入少量酸后,水的离子积(　　)。

A. 增大　　　　　B. 减少　　　　　C. 不变　　　　　D. 无法判断

(10) 下列溶液中酸性最强的是(　　)。

A. pH = 5　　　　　　　　　　　　B. $[H^+] = 10^{-4}$ mol/L

C. $[OH^-] = 10^{-12}$ mol/L　　　　　D. pH = 3

(11) 0.1 mol/L 的 NaOH 溶液,其 $[H^+]$ 和 pH 值分别为(　　)。

A. 0.1 mol/L 和 1　　　　　　　　B. 0.1 mol/L 和 13

C. 10^{-13} mol/L 和 1　　　　　　　D. 10^{-13} mol/L 和 13

(12) 已知成人胃液的 pH = 1,婴儿胃液的 pH = 5,成人胃液中的 $[H^+]$ 是婴儿胃液 $[H^+]$ 的(　　)。

A. 4 倍　　　　　B. 5 倍　　　　　C. 10^4 倍　　　　　D. 10^{-4} 倍

（13）物质的量浓度相同的下列溶液，pH 值最大的是（　　　）。

A. $FeCl_3$　　　　　B. Na_2S　　　　　C. $NaCl$　　　　　D. CH_3COOH

（14）下列物质属于强碱弱酸盐的是（　　　）。

A. 硝酸铜　　　　　B. 氯化钾　　　　　C. 醋酸铵　　　　　D. 碳酸钠

（15）下列各组物质可作为缓冲对的是（　　　）。

A. CH_3COOH/H_2CO_3　　　　　　　　B. CH_3COOH/CH_3COONa

C. $NH_3 \cdot H_2O/NaOH$　　　　　　　　D. $NH_3 \cdot H_2O/NaCl$

（16）在 CH_3COOH-CH_3COONa 缓冲对中，抗酸成分是（　　　）。

A. H^+　　　　　B. CH_3COOH　　　　　C. CH_3COONa　　　　　D. OH^-

三、填空题

（1）将电解质分为强电解质和弱电解质，是根据它们_____的不同来划分的。强电解质是在水溶液里能_____的电解质；弱电解质是在水溶液里_____的电解质。大多数盐都是_____电解质。

（2）下列物质：H_2SO_4、HNO_3、$NaOH$、$Ba(OH)_2$、CO_2、O_2、$MgCl_2$、K_2SO_4、Fe、Al_2O_3、H_2CO_3、$NH_3 \cdot H_2O$、CH_3COOH、$NaHCO_3$ 属于强电解质的是_____，属于弱电解质的是_____。

（3）写出下列物质的电离方程式。

① CH_3COOH：_____。

② $NH_3 \cdot H_2O$：_____。

③ $NaHCO_3$：_____。

（4）pH 值是指_____。正常人体血液 pH 值总是维持在_____之间。临床上所说的酸中毒是指血液的 pH_____。

（5）下列盐：$BaCl_2$、K_2SO_4、CH_3COONa、KNO_3、K_2CO_3、Na_2S、NH_4Cl、$(NH_4)_2CO_3$、CH_3COONH_4，属于强酸强碱盐的是_____，属于强酸弱碱盐的是_____，属于强碱弱酸盐的是_____，属于弱酸弱碱盐的是_____。

（6）缓冲系又称_____，缓冲系的组成有三种类型，它们是_____、_____和_____。

（7）由 NaH_2PO_4-Na_2HPO_4 组成的缓冲溶液中，抗酸成分是_____，抗碱成分是_____。

（8）人体血浆中存在的主要缓冲对是_____、_____和_____。

四、简答题

（1）在日常生活中和医药卫生方面，盐的水解有什么应用或危害？举例说明。

（2）在日常生活中，人们经常食用一些酸性或碱性食物，但血液的 pH 值总能保持在 7.35～7.45，为什么？

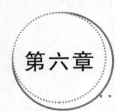

第六章 有机化合物概述

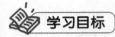
掌握：有机化合物的概念、结构特点及特性。

熟悉：有机化合物的分类。

第一节　有机化合物及其特性

　　自然界中，物质种类繁多，数不胜数。为了方便对各种物质区分研究，根据物质的组成、结构、性质及来源，通常将物质分为无机物和有机物两大类。19世纪以前，由于当时化学研究的对象主要是矿物质，因而把从动植物等有机体中取得的化合物称为有机物，其意为"有生机之物"。至19世纪20年代，德国化学家维勒在实验室内首次用非生物体内的物质合成了一种有机物——尿素，推翻了有机物只能从生物体内获取的理论，开启了有机化学的合成时代，并引发了关于有机物概念的探讨。目前人们已经能够合成许多自然界已有的或自然界没有的有机物，如：合成塑料、合成橡胶等高分子有机化合物以及其他许多新型的有机材料，广泛应用在航天、制药、生物工程以及日常生活等诸多方面。现在有机化合物的名称已失去原有的意义，只是化学界仍在沿用这一习惯名称。在本章中，我们主要学习有机物的概念、结构、特性和分类等一些基础知识。

一、有机化合物的概念

　　大多数有机化合物由碳、氢、氧、氮等元素组成，少数还含有硫、磷、卤素等其他元素。任何一种有机化合物，其分子组成中都含有碳元素，绝大多数还含有氢元素。由于有机化合物分子中的氢原子可以被其他的原子或原子团所替代，从而衍生出许多不同种类的有机化合物，所以现代人们把碳氢化合物及其衍生物称为有机化合物，简称有机物，研究有机化合物的化学称为有机化学。但并非所有的含碳化合物都是有机物，少数含碳化合物如一氧化碳、二氧化碳、碳酸及其盐、金属碳化物等，由于其结构和性质与无机物相似，所以通常把这些化合物列为无机物。

　　有机化合物与医学的关系十分紧密。人体组织主要由有机物组成，如生命物质蛋白质、糖类、脂肪和维生素等都属于有机物，人体内物质代谢的化学反应，多数为有机化学反应;绝大多数合成药物和中草药的有效成分,都是有机化合物,它们的结构和性质决定了其应用及疗效。医学基础课如生物化学、生理学、药物化学和遗传学等学科,都需要有机化学知识作为基础。所以学习有机化学基础知识,对学习医学知识是非常必要的。

二、有机化合物的结构

有机化合物的结构特点,主要是由碳原子的结构特点决定的。

(一)碳原子的结构

碳原子位于元素周期表中第 2 周期第ⅣA族,最外层电子层有 4 个电子,它既难以失去电子也难以得到电子,为不活泼的非金属元素。因此,在有机化合物中碳原子易与其他原子共用 4 对电子达到 8 电子的稳定结构。我们把原子间通过共用电子对形成的化学键称为共价键,可用短线"—"表示。

例如:甲烷分子中,碳原子最外层电子层的 4 个电子,能与 4 个氢原子各出一个电子配对成共用电子对,形成 4 个共价键。如果以"×"表示氢原子的 1 个电子,以"·"表示碳原子的最外层电子,则是甲烷分子的电子式;如果把电子式中的共用电子对用短线"—"表示,则为甲烷分子的结构式,可表示如下:

<pre>
        H   H
        ×· |
  H ×·C·× H   H — C — H
        ·× |
        H   H
     电子式   结构式
</pre>

这种能表示有机化合物分子中原子之间连接顺序和方式的图式,称为分子结构式,简称结构式。

(二)碳碳键的类型

有机化合物中,碳原子的 4 个价电子不仅能与氢原子或其他原子(O、N、S 等)形成共价键,而且碳原子之间也能相互形成共价键。2 个碳原子之间共用 1 对电子形成的共价键称为碳碳单键;2 个碳原子之间共用 2 对电子形成的共价键称为碳碳双键;2 个碳原子之间共用 3 对电子形成的共价键称为碳碳叁键。碳原子之间的单键、双键、叁键可表示如下:

<pre>
   | | \   /
 — C — C —   C = C   — C ≡ C —
   | | /   \
   单键   双键   叁键
</pre>

碳原子之间还可以相互连接形成长短不一的链状和各种不同环状,构成有机化合物的基本骨架。例如:

<pre>
 | | | | | | | | | | |
—C — C — C — C—   —C — C — C—   —C = C — C — C—
 | | | | | | | | | | |
                            |
                          — C —
                            |
</pre>

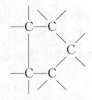 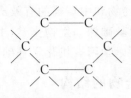

这些结构上的特点,是造成有机化合物种类繁多的原因之一。

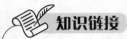 **知识链接**

同分异构现象

在研究有机化合物分子组成和性质时,人们发现许多有机化合物的分子组成相同,但性质却存在差异,进一步研究发现是由于它们的结构不同而引起的。例如:分子组成为 C_2H_6O 的化合物,可以构成两种不同的物质,一种是我们熟悉的酒精,常温下是液体,可以与金属钠反应放出氢气;而另一种是甲醚,常温下是气体,不与金属钠反应。两者的结构式分别为

$$CH_3—CH_2—OH \qquad\qquad CH_3—O—CH_3$$
$$\text{乙醇} \qquad\qquad\qquad\qquad\quad \text{甲醚}$$

这种分子组成相同,而结构不同的化合物互称为同分异构体。这种现象称为同分异构现象。有机化合物普遍存在同分异构现象,这是有机化合物种类繁多的又一个原因。

三、有机化合物的特性

有机化合物的性质主要取决于结构。由于有机化合物分子中都含有碳元素,碳原子的特殊结构导致了大多数有机物与无机物相比具有下列特性。

(一)可燃性

绝大多数有机化合物都可以燃烧,如棉花、油脂、酒精和汽油等。多数无机物如酸、碱、盐、氧化物等则不能燃烧。因此,通过检验物质是否燃烧可初步区别有机化合物和无机化合物。

(二)熔点低

有机化合物的熔点都较低,一般不超过 400 ℃,常温下多数有机化合物为易挥发的气体、液体或低熔点固体。而无机物的熔点一般较高,例如氯化钠的熔点是 800 ℃,氧化铝的熔点则高达 2050 ℃。

(三)难溶于水而易溶于有机溶剂

绝大多数有机化合物难溶或不溶于水,易溶于酒精、汽油、乙醚等有机溶剂。因此,有机物反应常在有机溶剂中进行。而无机物则相反,大多易溶于水,难溶于有机溶剂。

(四)稳定性差

多数有机化合物不如无机化合物稳定,常因温度、细菌、空气或光照的影响而分解变

质。例如维生素 C 片剂是白色的,若长时间放置于空气中会被氧化而变质呈黄色,失去药效。此外许多抗生素片剂或针剂,经过一定时间后也会发生变质而失效,就是因为这些药物稳定性差,所以常注明有效期。

（五）反应速度比较慢

无机化合物之间的反应一般是阴阳离子间的反应,反应速度很快,如酸碱中和反应能在瞬间完成。而多数有机化合物之间的反应速度较慢,有的需几小时、几天,甚至更长时间才能完成。因此常采用加热、光照或使用催化剂等方法加快有机反应的进行。

（六）反应产物复杂

多数有机化合物之间的反应,常伴有副反应发生,所以反应后的产物复杂,常常是混合物。而无机物之间的反应,一般很少有副反应发生。

虽然有机化合物具有和无机化合物不同的特性,但是它们都遵循一般化学变化的基本规律。

第二节　有机化合物的分类

有机化合物的数目众多,种类繁杂,为了便于学习和研究,必须进行系统的分类。一般有两种分类方法:一种是按碳链分类,另一种是按官能团分类。我们把能决定一类有机化合物的化学特性的原子或原子团,称为官能团。例如:羟基(—OH)和醛基(—CHO)。

一、按碳链分类

$$
有机化合物
\begin{cases}
开链化合物（脂肪族化合物）\\
闭链化合物
\begin{cases}
碳环化合物
\begin{cases}
脂环族化合物\\
芳香族化合物
\end{cases}\\
杂环化合物
\end{cases}
\end{cases}
$$

（一）开链化合物

开链化合物是指碳与碳或碳与其他元素原子之间互相结合成全部是开放性链状的有机化合物。由于这类化合物最初是在油脂中发现的,所以又称为脂肪族化合物。例如:

$$CH_3—CH_2—OH \qquad CH_3—CH_2—CH_2—CH_3 \qquad \begin{matrix} & CH_3 & \\ & | & \\ CH_3—&C&—CH_3 \\ & | & \\ & CH_3 & \end{matrix}$$

乙醇　　　　　　　　　丁烷　　　　　　　　　新戊烷

（二）闭链化合物

闭链化合物是指碳与碳或碳与其他元素原子之间连接成环状的有机化合物。按组成环的原子种类的不同,又分为碳环化合物和杂环化合物。

1. 碳环化合物

碳环化合物是指分子中组成环的原子全部都是碳原子的化合物。根据碳环结构不同,又分为脂环族化合物和芳香族化合物。

（1）脂环族化合物　指与脂肪族（开链）化合物性质相似的碳环化合物。例如：

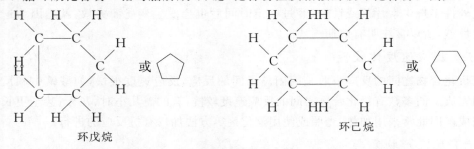

环戊烷　　　　　　　　　　　　　　　　环己烷

（2）芳香族化合物　多数是指苯和含有苯环的化合物。例如：

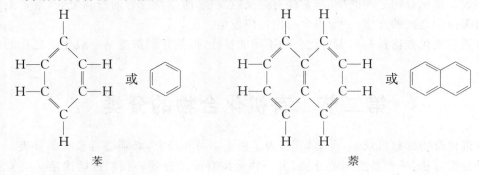

苯　　　　　　　　　　　　　　　　　　萘

2. 杂环化合物

杂环化合物是指组成环的原子除碳原子外，还含有其他元素原子的化合物。例如：

呋喃　　　　　　　　　　　　　　　　吡啶

二、按官能团分类

按分子中所含官能团的不同，可将有机化合物分为若干类，见表 6-1。

表 6-1　常见的有机化合物类型及官能团

化合物类型	官能团名称	官能团结构	化合物类型	官能团名称	官能团结构
烯烃	碳碳双键	C=C	醛	醛基	$-\overset{O}{\overset{\|}{C}}-H$
炔烃	碳碳叁键	—C≡C—	酮	酮基	$-\overset{O}{\overset{\|}{C}}-$
醇和酚	羟基	—OH	羧酸	羧基	$-\overset{O}{\overset{\|}{C}}-OH$
醚	醚键	—O—			

小　结

知 识 点	知 识 内 容
基本概念　有机物	碳氢化合物及其衍生物
结构式	表示有机化合物分子中原子之间连接顺序和方式的图式
官能团	决定化学特性的原子或原子团
有机物结构特点	碳原子有 4 个价电子,能与氢原子或其他原子形成 4 个共价键;碳原子之间可形成长短不一的碳链或碳环;碳原子之间的结合方式有单键、双键、叁键
有机化合物的特性	绝大多数可燃、熔点较低、难溶于水而易溶于有机溶剂、稳定性差、反应速度较慢、反应产物复杂
有机化合物的分类	可按碳链或官能团分类

能力检测

一、名词解释

(1)有机化合物　(2)有机化学　(3)结构式　(4)共价键　(5)官能团

二、选择题(A1 型题)

(1)下列方法得不到有机物的是(　　)。

A. 动物体内提取　　　　　　　　B. 人工合成

C. 煮沸蒸馏水　　　　　　　　　D. 培养微生物

(2)下列不属于碳原子结合方式的是(　　)。

A. 单键　　　　B. 双键　　　　C. 叁键　　　　D. 四键

(3)下列物质中,不容易变质的是(　　)。

A. 维生素片剂　　　　　　　　　B. 抗生素片剂

C. 油脂　　　　　　　　　　　　D. 大理石

(4)下列物质中,属于有机物的是(　　)。

A. CO_2　　　　B. CO　　　　C. CH_4　　　　D. H_2CO_3

(5)下列有机物中,属于开链化合物的是(　　)。

A. 　　　　　　　　B.

C. 　　　　　　　　D. $CH_3CH_2CH{=}CH_2$

三、填空题

(1)大多数有机化合物含有_____、_____、_____、_____等元素。

(2)与多数无机物相比,有机物一般具有_____、_____、_____、_____、_____、_____等特性。

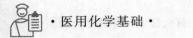

（3）按照有机化合物的碳链形式,可将有机物分成_____、_____两大类。

（4）有机化合物分子中,两个碳原子之间共用一对电子形成的共价键称为_____;共用两对电子或三对电子形成的共价键分别称为_____和_____。

■ 许　强 ■

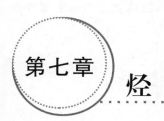

第七章 烃

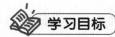

掌握：烃的概念，烷烃、烯烃、炔烃、芳香烃的结构及命名。
熟悉：烃的分类及应用。
了解：烷烃的取代反应、不饱和链烃的加成反应、脂环烃的结构和命名。

第一节 烃

一、烃的概念及分类

只由碳和氢两种元素组成的有机化合物称为碳氢化合物，简称烃。烃可以看成由若干个碳原子以碳碳键相连组成的骨架（称为碳链），碳原子上不足四个共价键的由碳氢键补齐。烃的种类很多，根据烃分子中碳原子与其他碳原子连接方式不同，可以将烃分为开链烃和闭链烃两大类。

开链烃简称链烃，其分子结构特征是：碳原子互相连接成开放的链状结构。根据碳原子之间连接的方式不同，开链烃又可分为饱和链烃和不饱和链烃。饱和链烃又称烷烃。不饱和链烃包括烯烃和炔烃。

闭链烃又称环烃，其分子结构特征是：碳原子全部或部分连接成闭合的环状结构。环烃可分为脂环烃和芳香烃。

烃是有机化合物的母体，其他各类有机化合物都可以看作是烃分子中的碳原子或氢原子以及原子团被其他原子或原子团取代后形成的。

$$
\text{烃}
\begin{cases}
\text{开链烃}
\begin{cases}
\text{饱和链烃} \\
\text{不饱和链烃}
\begin{cases}
\text{烯烃} \\
\text{炔烃}
\end{cases}
\end{cases} \\
\text{闭链烃}
\begin{cases}
\text{芳香烃} \\
\text{脂环烃}
\end{cases}
\end{cases}
$$

二、烃的应用

烃在生活和生产中有非常广泛的用途，我们生活中使用的天然气的主要成分就是甲

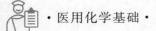

烷,液化气的主要成分是丁烷,汽油是多种烷烃的混合物。烯烃多用于合成各种聚合物,比如塑料、橡胶、纤维、复合材料等。芳香烃是合成多种药物的原料,医药化工中也常用芳香烃作为溶剂。

第二节　饱和链烃

一、烷烃的结构

(一)烷烃的分子结构

烃分子中,碳原子之间都以碳碳单键结合成链状,剩余的价键全部与氢原子相结合。这样的烃称为饱和链烃,又称烷烃。例如戊烷的结构式为

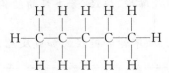

最简单的烷烃是甲烷,它只含有一个碳原子,是天然气和沼气的主要成分。科学实验证明,甲烷分子里的碳原子与 4 个氢原子并不在一个平面内,而是呈一个正四面体形的立体结构,碳原子位于正四面体的中心,4 个氢原子分别位于正四面体的 4 个顶点上。甲烷的空间结构如图 7-1 所示。

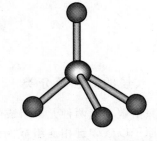

图 7-1　甲烷的立体结构模型图

(二)烷烃的同系物

在有机化合物里,有一系列结构和性质与甲烷很相似的烃,如乙烷、丙烷、丁烷等。

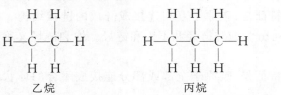

乙烷　　　　　　　　　丙烷　　　　　　　　　丁烷

比较这些烷烃可以看出,相邻的两个烷烃在分子组成上都相差一个 CH_2 原子团,并且每个烷烃分子中氢原子数比碳原子数的 2 倍多 2 个。因此,烷烃的分子组成通式为 C_nH_{2n+2}(n 为自然数,表示碳原子的个数)。

有机化学上把这种结构相似、性质相似、分子组成上相差一个或若干个 CH_2 原子团的一系列化合物称为同系列。同系列中的化合物互称同系物。同系物化学性质相似,其物理性质一般随碳原子数目的变化表现出规律性的变化。

二、烷烃的命名

(一)有机化合物中碳原子的种类

根据碳原子直接连接其他碳原子的数目不同,可以将其分为伯、仲、叔、季四类碳原子。

$$\overset{\displaystyle CH_3 \qquad\quad CH_3}{\underset{\displaystyle CH_3}{CH_3 \overset{1}{}\!-\!\overset{2}{CH}\!-\!\overset{3}{CH_2}\!-\!\overset{4}{C}\!-\!\overset{5}{CH_3}}}$$

在上述结构中,只与一个碳原子直接相连的碳原子叫做伯碳原子(上例中编号为 1、5 的碳原子);与两个碳原子直接相连的碳原子叫做仲碳原子(上例中编号为 3 的碳原子);与三个碳原子直接相连的碳原子叫做叔碳原子(上例中编号为 2 的碳原子);与四个碳原子直接相连的碳原子叫做季碳原子(上例中编号为 4 的碳原子)。

(二)烷烃的命名

有机化合物的种类繁多,数目庞大,又有许多复杂的结构,所以必须有一个合理的命名方法,以便于识别。有机化合物的命名,一般采用普通命名法和系统命名法。

1. 普通命名法

普通命名法适用于比较简单的有机化合物。直链烷烃按碳原子数叫"正某烷";把主链第二个碳原子上有一个甲基而无其他支链的烷烃,按碳原子总数叫做"异某烷";把主链上第二个碳原子上有两个甲基而无其他支链的烷烃,则按碳原子总数叫做"新某烷"。例如:

$$CH_3CH_2CH_2CH_3 \qquad H_3C\!-\!\underset{\displaystyle CH_3}{CH}\!-\!CH_3 \qquad CH_3\!-\!\overset{\displaystyle CH_3}{\underset{\displaystyle CH_3}{C}}\!-\!CH_3$$

正丁烷   异丁烷   新戊烷

2. 系统命名法

系统命名法适用于所有的有机化合物,但实际上一般多用于命名较复杂的烷烃。

直链烷烃的系统命名就是根据分子中碳原子数目称为"某烷",10 个及 10 个以下碳原子的烷烃,分别用天干顺序(甲、乙、丙、丁、戊、己、庚、辛、壬、癸)的 10 个字表示碳原子的数目,后面加"烷"字;含有 10 个以上碳原子的烷烃则用中文数字表示碳原子的数目进行命名。例如:

CH_4 甲烷,C_2H_6 乙烷,$C_{10}H_{22}$ 癸烷,$C_{11}H_{24}$ 十一烷,$C_{21}H_{44}$ 二十一烷等。

在系统命名法中,烃分子去掉一个氢原子所剩下的原子团称为烃基。烷烃分子中去掉一个氢原子所剩下的原子团称为烷烃基,简称烷基,通常用(—R)表示。烷基的命名根据烷烃而定。多于两个碳原子的烷烃,由于碳原子的位置不同,有可能产生出多个不同的烷基。常见的烷基见表 7-1。

表 7-1   常见的烷基及其结构简式

名　　称	分　子　式	烷基名称	结　构　简　式
甲烷	CH_4	甲基	CH_3—
乙烷	CH_3CH_3	乙基	CH_3CH_2—
丙烷	$CH_3CH_2CH_3$	正丙基	$CH_3CH_2CH_2$—
		异丙基	$CH_3\underset{\displaystyle \vert}{CH}CH_3$

烷烃的系统命名法基本步骤如下。

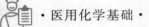

（1）选主链：选择含有碳原子数最多的链为主链，根据主链上碳原子个数称为"某烷"。支链作为取代基。如果有几条等长的碳链均可作为主链，应选择含取代基最多的为主链。

（2）编号位：从最靠近取代基的一端开始，用阿拉伯数字给主链的碳原子编号，以确定取代基的位次。如果主链上有多个取代基，应根据取代基位次之和最小的原则进行编号。取代基的位次与名称之间用短线隔开，写在"某烷"之前。例如：

$$\overset{1}{C}H_3 - \overset{2}{C}H - \overset{3}{C}H_2 - \overset{4}{C}H_2 - \overset{5}{C}H_3$$
$$| \quad CH_3$$

2-甲基戊烷

$$\overset{1}{C}H_3 - \overset{2}{C}H - \overset{3}{C}H_2 - \overset{4}{C}H - \overset{5}{C}H_2 - \overset{6}{C}H_3$$
$$CH_3 \qquad CH_2CH_3$$

2-甲基-4-乙基己烷

$$CH_3 \qquad CH_3$$
$$\overset{1}{C}H_3 - \overset{2}{C}H - \overset{3}{C}H_2 - \overset{4}{C} - \overset{5}{C}H_3$$
$$CH_3$$

错误的编号

$$CH_3 \qquad CH_3$$
$$\overset{5}{C}H_3 - \overset{4}{C}H - \overset{3}{C}H_2 - \overset{2}{C} - \overset{1}{C}H_3$$
$$CH_3$$

正确的编号

2,2,4-三甲基戊烷

（3）定名称：将取代基的位次、数目、名称依次写在"某烷"之前。若主链上连有相同的取代基，将取代基合并，位次之间用"，"隔开，用二、三等中文数字表示取代基的数目。若取代基不同，简单的写在前面，复杂的写在后面，两个取代基之间以短线隔开。例如：

$$\overset{1}{C}H_3 - \overset{2}{C}H - \overset{3}{C}H - \overset{4}{C}H_2 - \overset{5}{C}H_3$$
$$CH_3 \quad CH_3$$

2,3-二甲基戊烷

$$\overset{6}{C}H_3 - \overset{5}{C}H_2 - \overset{4}{C}H - \overset{3}{C} - \overset{2}{C}H_2 - \overset{1}{C}H_3$$
$$CH_3 \quad CH_3$$
$$CH_3$$

3,3-二甲基-4-乙基己烷

三、烷烃的常见化学反应

由于烷烃分子中的 C—C 键和 C—H 键连接都很牢固，所以在一般情况下，烷烃具有极大的化学稳定性，与强酸、强碱及常见的氧化剂、还原剂都不易发生化学反应。

（一）氧化反应

烷烃在空气中燃烧，放出大量的热，与空气混合，易发生爆炸。

$$CH_4 + 2O_2 \xrightarrow{\text{点燃}} CO_2 + 2H_2O + 878.6 \text{ kJ/mol}$$

（二）取代反应

烷烃和卤素单质在日光照射、高温或催化剂的作用下，烷烃分子中的氢原子容易被卤素原子所取代，生成卤代烷烃。例如甲烷和氯气在日光照射下，能发生剧烈的反应，瓶中氯气的颜色逐渐变浅。氯气与甲烷发生了下列反应：

$$CH_4 + Cl_2 \xrightarrow{\text{光照}} CH_3Cl + HCl$$

一氯甲烷

$$CH_3Cl + Cl_2 \xrightarrow{\text{光照}} CH_2Cl_2 + HCl$$
二氯甲烷

$$CH_2Cl_2 + Cl_2 \xrightarrow{\text{光照}} CHCl_3 + HCl$$
三氯甲烷（氯仿）

$$CHCl_3 + Cl_2 \xrightarrow{\text{光照}} CCl_4 + HCl$$
四氯甲烷（四氯化碳）

以上反应中，甲烷中的氢逐渐被氯取代。有机化合物分子中的原子或原子团被其他原子或原子团所代替的反应称为取代反应。

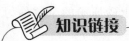 **知识链接**

可 燃 冰

因其外观像冰一样而且遇火即可燃烧，所以又被称作"可燃冰""固体瓦斯"和"气冰"。它是在一定条件下由水和天然气在中高压和低温条件下混合组成的结晶化合物，在自然界广泛分布在大陆永久冻土、岛屿的斜坡地带、活动和被动大陆边缘的隆起处、极地大陆架以及海洋和一些内陆湖的深水环境。在标准状况下，一单位体积的可燃冰分解最多可产生 164 单位体积的甲烷气体，因而可燃冰是一种重要的潜在未来资源。

第三节　不饱和链烃

分子里含有碳碳双键或碳碳叁键的链烃，称为不饱和链烃。不饱和链烃又分为烯烃和炔烃。

一、烯烃的结构和命名

（一）烯烃的结构

分子中含有碳碳双键（ C=C ）的不饱和链烃称为烯烃。由于碳原子一般形成四个共价键，烯烃分子中有双键的存在，使得烯烃分子中含有的氢原子数，比相同碳原子数的烷烃分子中所含氢原子数少 2 个，所以烯烃的通式是 C_nH_{2n}，碳碳双键是烯烃的官能团。乙烯是最简单的烯烃。

乙烯分子中含有一个碳碳双键，碳碳双键并不是两个碳碳单键的简单相加，其中一个 σ 键，比较稳定，另一个是 π 键，容易断裂。乙烯的空间结构为平面结构。乙烯分子的结构如图 7-2 所示。

含有四个碳原子以上的烯烃都存在同分异构体（分子式相同而结构不同的有机化合物互称同分异构体，它们的性质有可能相同或相近，也可能根本不是同一类物质）。由于双键的出现，碳原子个数相同的烯烃，异构体的数目比相应的烷烃要多。

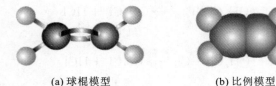

(a) 球棍模型   (b) 比例模型

图 7-2   乙烯的分子模型

（二）烯烃的命名法

烯烃的系统命名与烷烃的命名类似,但不完全相同,其要点也是选择主链和确定取代基的位置。

（1）选主链:选择含有碳碳双键的最长碳链作为主链,根据主链上碳原子的个数称为"某烯",并把双键位置用阿拉伯数字标在烯烃名称的前面,用"-"隔开。

（2）编号位:从靠近双键的一端开始给主链上的碳原子编号,若双键在主链的中央,则编号从靠近取代基的一端开始,即取代基的编号最小。

（3）定名称:把支链作为取代基,将其位置、数目和名称依次写在"某烯"之前,相同的取代基要合并。例如:

$$CH_2{=}CH_2 \qquad CH_3CH{=}CHCH_3 \qquad \underset{\underset{CH_3}{|}}{CH_3{-}C}{=}CH{-}CH_2{-}CH_3$$

乙烯   2-丁烯   2-甲基-2-戊烯

二、炔烃的结构和命名

（一）炔烃的结构

分子中含有碳碳叁键 —C≡C— 的不饱和链烃称为炔烃。由于碳碳叁键的存在,炔烃分子里氢原子的数目比含相同碳原子数目的烯烃分子还要少 2 个,所以炔烃的通式是 C_nH_{2n-2},碳碳叁键是炔烃的官能团。乙炔是最简单的炔烃,空间结构为线型结构,两个碳原子和两个氢原子排列在一条直线上。乙炔的结构模型如图 7-3 所示。

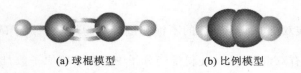

(a) 球棍模型   (b) 比例模型

图 7-3   乙炔的分子模型

炔烃跟烯烃一样,除乙炔外,还有一系列炔烃。如丙炔、1-丁炔、1-戊炔等等。

（二）炔烃的命名

炔烃的系统命名法和烯烃相似,只需要将"烯"改为"炔"字即可。例如:

$$CH_3C{\equiv}CH \qquad CH_3CH_2C{\equiv}CCH_3 \qquad \underset{\underset{CH_3}{|}}{CH_3C}{\equiv}C{CH}CH_3$$

丙炔   2-戊炔   4-甲基-2-戊炔

三、不饱和链烃的加成反应

在有机化合物分子中,双键或叁键中的 π 键断裂,加入其他原子或原子团的反应称为加成反应。烯烃和炔烃的主要化学反应是加成反应。常见的加成反应有加氢、加卤素以及加卤化氢。

(一)加氢

在一定条件下,烯烃、炔烃在催化剂的作用下,能够与氢气发生加成反应,生成相应的烷烃。

$$CH_2{=}CH_2 + H_2 \xrightarrow{\text{Pt(或 Ni)}} CH_3{-}CH_3$$

$$CH{\equiv}CH \xrightarrow[H_2]{Pt} CH_2{=}CH_2 \xrightarrow[H_2]{Pt} CH_3{-}CH_3$$

(二)加卤素

烯烃与卤素的加成反应在常温下就能进行。例如:

$$CH_2{=}CH_2 + Br_2 \longrightarrow \underset{\underset{Br}{|}}{CH_2}{-}\underset{\underset{Br}{|}}{CH_2}$$

1,2-二溴乙烷

炔烃也能参与氯或溴加成。反应分两步进行,第一步是生成二卤代烯烃;第二步是进一步加成生成四卤代烷。例如:

$$HC{\equiv}CH \xrightarrow{Br_2} \underset{\underset{Br}{|}}{CH}{=}\underset{\underset{Br}{|}}{CH} \xrightarrow{Br_2} \overset{\overset{Br}{|}}{CH}{-}\overset{\overset{Br}{|}}{\underset{\underset{Br}{|}}{CH}}$$

1,2-二溴乙烯   1,1,2,2-四溴乙烷

(三)加卤化氢

烯烃与卤化氢的加成反应生成卤代烷。例如:

$$CH_2{=}CHCH_3 + HCl \longrightarrow CH_3\underset{\underset{Cl}{|}}{CH}CH_3$$

2-氯丙烷

马尔科夫尼科夫根据大量实验事实,总结出来一条经验规则:当不对称烯烃和不对称试剂(如 HX、H_2O 等)发生加成反应时,氢原子加到含氢较多的双键碳原子上,其他原子或原子团加到含氢较少的双键碳原子上。这一规则称为马尔科夫尼科夫规则,简称马氏规则。如丙烯与氯化氢发生加成反应时,产物为 2-氯丙烷而不是 1-氯丙烷。

✍ **知识链接**

聚 乙 烯

聚乙烯是塑料中的一种,我们常常用的方便袋就是由聚乙烯制成的,聚乙烯是结构最简单的高分子,也是应用最广泛的高分子材料。它是由重复的—CH_2—单元连接

而成的。聚乙烯是通过乙烯（$CH_2=CH_2$）加成聚合而成的。现在世界上广泛使用不饱和烃制作很多聚合材料,应用在不同的领域中。比如在医药上,用于生产一次性输液器的高性能聚烯烃热塑弹性体(TPE)被认为是制作一次性输液器(见图7-4)最安全的材料。

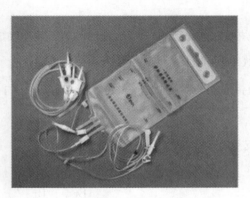

图 7-4 一次性输液器

第四节 闭 链 烃

一、脂环烃的结构和命名

脂环烃分为饱和脂环烃和不饱和脂环烃。饱和脂环烃称为环烷烃,碳原子之间全部以碳碳单键相连;不饱和脂环烃又分为环烯烃(含碳碳双键)和环炔烃(含碳碳叁键),环烷烃和环烯烃较多见,环炔烃则较少见。环烷烃中只有一个碳环的称为单环烷烃,其命名方式为环某烷,环烯烃则称为环某烯。最常见的环烷烃是五元碳环和六元碳环。例如:

$$
\begin{array}{ccc}
\underset{\text{环戊烷}}{\begin{array}{c} CH_2 \\ H_2C\quad CH_2 \\ H_2C{-}CH_2 \end{array}}
&
\underset{\text{环己烷}}{\begin{array}{c} CH_2 \\ H_2C\quad CH_2 \\ H_2C\quad CH_2 \\ CH_2 \end{array}}
&
\underset{\text{环己烯}}{\begin{array}{c} CH_2 \\ H_2C\quad CH \\ H_2C\quad CH \\ CH_2 \end{array}}
\end{array}
$$

为方便起见,环烃常用简化后的键线式表示。上面三个化合物可以简写为

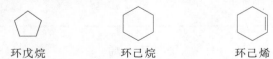

环戊烷   环己烷   环己烯

二、芳香烃

分子中含有一个或多个苯环结构的烃称为芳香烃。苯是最简单的芳香烃。

（一）苯的结构

苯的分子式是 C_6H_6，常温下为油状液体，易挥发，有芳香气味，但对人体有毒。

德国化学家凯库勒在 1865 年首先提出了苯是环状结构，即 6 个碳原子彼此连接成环，每间隔一个碳原子以双键相连，每个碳原子上都结合着一个氢，这种结构称为凯库勒式。

凯库勒提出的苯环结构式解释了苯的分子组成及结构等问题。但对苯的稳定性、苯的二元取代物只有三种同分异构体等都不能给出圆满的解释，经过现代电子理论，认为组成苯的六个碳原子通过电子轨道杂化，形成环形结构，较好地解释了这些问题。

因此，现在书写苯的结构简式时可用 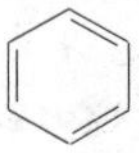 （凯库勒式）或 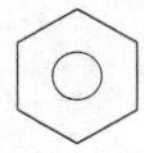 表示。

（二）苯的同系物及命名

苯的同系物是指苯分子中的氢原子被烷基取代的衍生物。苯及苯的同系物分子通式为 $C_nH_{2n-6}(n \geqslant 6)$。当苯环上只有一个取代基时，可以苯环为母体命名，烷基作为取代基，称为某基苯，常把"基"字省略，称为某苯。例如：

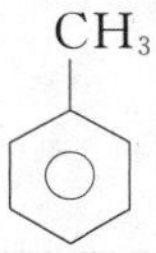

甲苯 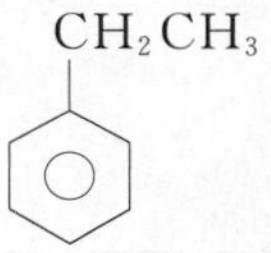　　　　　　　　　　乙苯

如果苯环上有两个取代基，则可以根据它们的相对位置不同，在前面加"邻、间、对"等字或用数字表示取代基之间的位置关系。例如：

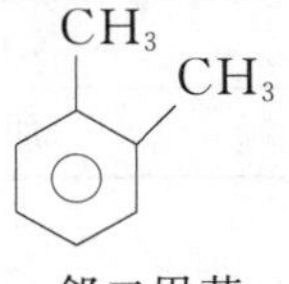

邻二甲苯　　　　　　间二甲苯　　　　　　对二甲苯
1,2-二甲苯　　　　　1,3-二甲苯　　　　　1,4-二甲苯

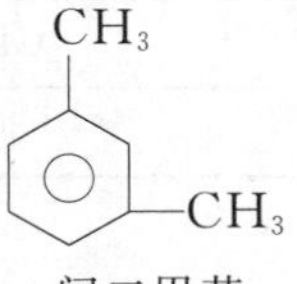

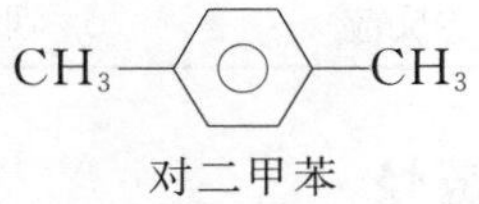

（三）稠环芳香烃

通过共用相邻的两个碳原子相互结合而成的芳香烃称为稠环芳香烃。常见的稠环芳香烃有萘、蒽、菲等。

1. 萘

萘的分子式为 $C_{10}H_8$，是由两个苯环共用两个碳原子稠合而成的。

萘是一种白色片状晶体，在室温下容易升华，熔点 80.5 ℃，沸点 218 ℃，不溶于水，易溶于乙醇、乙醚等有机溶剂，具有特殊的气味。萘蒸气或粉尘对人体有害。

2. 蒽和菲

蒽和菲的分子式都是 $C_{14}H_{10}$，两者互为同分异构体。它们在结构上都同萘相似。

蒽为无色片状晶体，熔点 216 ℃，沸点 340 ℃，是制造染料的重要原料；菲为无色晶体，熔点 101 ℃，沸点 340 ℃，用于制造染料和药物。

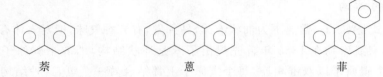

萘　　　　　　　　　　蒽　　　　　　　　　　菲

生物体内许多重要化合物的分子结构含有菲的骨架。完全氢化的菲与环戊烷稠合的化合物叫做环戊烷多氢菲。环戊烷多氢菲的结构式如下：

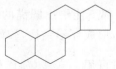

环戊烷多氢菲

环戊烷多氢菲本身不存在于自然界中,但它的衍生物却广泛存在于动植物体内,具有重要的生理作用,如胆甾醇、维生素 D、胆酸和性激素等物质的分子结构中都含有菲型结构的骨架。

小　结

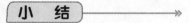

一、开链烃

	烷　烃	烯　烃	炔　烃
结构	碳碳单键	碳碳双键	碳碳叁键
命名	简单的用普通命名法命名,复杂的用系统命名法命名		
代表物质	CH_4	$CH_2{=}CH_2$	$CH{\equiv}CH$
主要化学反应	取代反应	加成反应	加成反应

二、闭链烃

包括脂环烃和芳香烃,其分子中都含有由碳原子相连构成的闭合的环状结构。简单的闭链烃用俗名命名,复杂的用系统命名法命名。

能力检测

一、选择题(A1 型题)

(1) 下列关于烃的说法中,正确的是(　　)。

A. 烃是指与氧反应后生成二氧化碳和水的有机物

B. 烃是指分子内含碳元素的有机化合物

C. 烃是指分子中含有碳、氢元素的化合物

D. 烃是指只含有碳和氢两种元素的化合物

(2) 分子式符合通式 C_nH_{2n-2} 的有机物是(　　)。

A. 丙烷　　　　　　B. 乙烯　　　　　　C. 环己烷　　　　　　D. 2-己炔

(3) 下列不属于有机化合物的为(　　)。

A. 甲烷   B. 尿素   C. 新戊烷   D. 二氧化碳

(4) 分子中同时含有伯、仲、叔、季碳原子的有机物是(　　)。

A. 正丁烷   B. 异丁烷   C. 新戊烷   D. 2,2,4-三甲基戊烷

(5) 属于不饱和烃的是(　　)。

A. 甲烷   B. 丙烷   C. 乙烯   D. 三氯甲烷

二、填空题

(1) 烷烃的分子通式为_____,分子中的碳原子之间都以_____链相连。

(2) 分子里含有碳碳双键的链烃叫做_____;分子中含有_____的链烃为炔烃。

(3) 苯和苯的同系物的分子通式为_____,苯的分子式为_____。

三、命名或写出下列化合物结构式

(1) $CH_3CH_2CH_2CH_3$

(2) 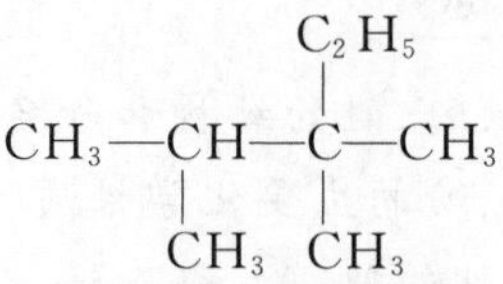 $CH_3-CH-\overset{\overset{\displaystyle C_2H_5}{|}}{\underset{\underset{\displaystyle CH_3}{|}}{C}}-CH_3$ (CH_3)

(3) $CH_3\underset{\underset{\displaystyle CH_3}{|}}{CH}CH=CHCH_3$

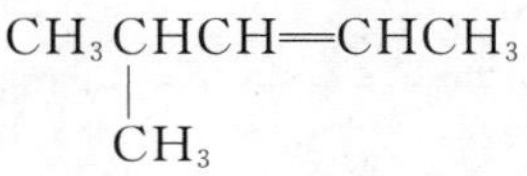

(4) $CH_3CH=C(CH_3)_2$

(5) 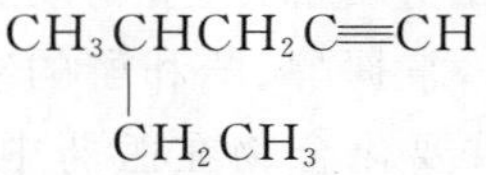 $CH_3\underset{\underset{\displaystyle CH_2CH_3}{|}}{CH}CH_2C\equiv CH$

(6) 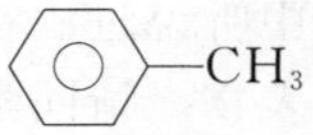 $\langle\bigcirc\rangle-CH_3$

(7) 萘

(8) 1,2,3-三甲苯

(9) 2,3,3-三甲基戊烷

(10) 4-甲基-2-戊炔

四、简答题

生活中使用的一次性打火机中灌注的燃料为丁烷,请你根据本章所学的知识写出丁烷燃烧的化学反应方程式。

■ 马世杰 ■

第八章 醇、酚和醚

学习目标

掌握：醇、酚、醚的结构和命名。

熟悉：醇、酚的主要化学性质。

了解：常见的醇、酚、醚。

同学们可能在日常生活中听说过酒精、苯酚软膏和乙醚等物质，而这些物质就是本章将要讨论的醇、酚、醚类的代表物。请同学们通过本章的学习，掌握醇、酚和醚的结构及命名，熟悉物理特性及主要化学性质，了解常见的醇、酚、醚及重要化合物在医药中的应用。这有助于同学们开拓视野，增强医学知识，为学好其他的医学科目打下坚实的基础。

醇、酚和醚都是由碳、氢和氧三种元素组成的化合物，属于烃的含氧衍生物。醇是脂肪烃、脂环烃或芳香烃侧链的氢被羟基（—OH，称为醇羟基）取代后生成的化合物；酚是芳香环上的氢被羟基（—OH，称为酚羟基）取代后生成的化合物；醚是醇和酚分子中羟基上的氢原子被烃基取代的化合物。它们都是常见的有机化合物，在医药上有着广泛的用途。

第一节 醇

一、醇的结构和分类

（一）醇的结构

从结构上看醇是脂肪烃、脂环烃或芳香烃侧链的氢被羟基（—OH）取代而成的化合物，醇的通式表示为：R—OH。醇分子中都有共同的官能团——羟基，又称为醇羟基。

（二）醇的分类

醇常有以下 4 种分类方法。

（1）根据烃基的不同分为脂肪醇、脂环醇和芳香醇。例如：

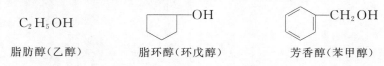

C_2H_5OH

脂肪醇（乙醇）

脂环醇（环戊醇）

芳香醇（苯甲醇）

（2）根据是否含有不饱和键分为饱和醇和不饱和醇。例如：

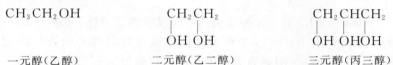

$$CH_3CH_2OH \qquad\qquad CH_2\!=\!CHCH_2OH$$

饱和醇（乙醇）　　　　　　　　不饱和醇（烯丙醇）

（3）根据分子中所含羟基的数目不同，分为一元醇、二元醇、三元醇等，二元或二元以上的醇称为多元醇。例如：

$$CH_3CH_2OH \qquad \underset{\underset{OH\ \ OH}{|\quad\ \ |}}{CH_2CH_2} \qquad \underset{\underset{OH\ \ OHOH}{|\quad\ |\ \ |}}{CH_2CHCH_2}$$

一元醇（乙醇）　　　　二元醇（乙二醇）　　　　三元醇（丙三醇）

（4）根据羟基所连碳原子的类型不同，分为伯醇、仲醇和叔醇。羟基连接在伯碳原子上的醇为伯醇，羟基连接在仲碳原子上的醇为仲醇，羟基连接在叔碳原子上的醇为叔醇。例如：

$$CH_3CH_2CH_2CH_2OH \qquad \underset{\underset{OH}{|}}{CH_3CHCH_2CH_3} \qquad \underset{\underset{CH_3}{|}}{\overset{\overset{CH_3}{|}}{CH_3\!-\!C\!-\!OH}}$$

伯醇（正丁醇）　　　　　　仲醇（仲丁醇）　　　　　叔醇（叔丁醇）

二、醇的命名

1. 普通命名法

5 个碳以下结构简单的醇使用普通命名法，烃基名称后加"醇"字称为"某（基）醇"，无支链的称为"正某醇"，一个支链的称为"异某醇"。例如：

$$CH_3CH_2CH_2CH_2OH \qquad (CH_3)_2CHCH_2OH \qquad$$

正丁醇　　　　　　　　　　异丁醇　　　　　　　　（苯甲醇）苄醇

2. 系统命名法

各种结构的醇都可以用系统命名法命名，其命名原则概括如下。

（1）选主链：选择分子中连羟基的最长碳链为主链，根据主链上碳原子的数目称为"某醇"。

（2）编号位：将主链上的碳原子从靠近羟基的一端依次用阿拉伯数字编号；没有编号的支链作为取代基，根据支链所连的主链上的碳原子，确定取代基的位次。

（3）定名称：将取代基的位次、数目、名称（若取代基不同，按从小到大的顺序；若取代基相同，合并写出）及羟基的位号依次写在"某醇"的前面，并用短线隔开。例如：

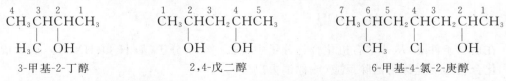

3-甲基-2-丁醇　　　　　　　2,4-戊二醇　　　　　　6-甲基-4-氯-2-庚醇

（4）脂环醇的命名以醇为母体，从羟基所连的环碳原子开始编号，并使环上其他取代基处于较小位次。芳香醇命名时，则以侧链的脂肪醇为母体，将芳基作为取代基。例如：

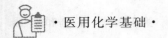

环戊醇　　　　　　2-甲基环己醇　　　　　　　2-苯基-1-丙醇

三、醇的性质

含有 1～3 个碳原子的低级一元醇是无色的挥发性透明液体,易溶于水,具有特殊的芳香气味和辛辣味(酒味);含有 4～11 个碳原子的中级醇是具有不愉快气味的油状黏稠液体;含 12 个碳原子以上的高级醇则为无色无味的蜡状固体。

低级醇(如甲醇、乙醇和丙醇)可与水形成氢键,能与水混溶,但随着相对分子质量的增大溶解度随之减小,高级醇几乎不溶于水。低级醇分子间能形成氢键,因此醇的沸点比相对分子质量相近的烷烃都要高。

醇的化学性质是由官能团——醇羟基决定的,醇的化学反应主要发生在羟基及与羟基相连的碳原子上,反应形式以 O—H 键和 C—O 键的断裂为主。此外,由于 α-H 和 β-H 有一定的活泼性,因此醇还能发生氧化反应和消除反应等。

(一) 与活泼金属反应

醇与水在结构上有相似之处,羟基上的氢原子可被活泼金属(钠、钾等)所置换,生成醇的金属化合物,并放出氢气和一定的热量。

【演示实验 8-1】 在 1 支干燥的试管中,加入约 1 mL 无水乙醇,再放入 1 粒(绿豆大小)新切的金属钠,用大拇指堵住试管口,观察反应现象。从实验可以观察到,有气泡缓缓产生,反应比水与金属钠的反应缓和,这说明醇的酸性比水还弱;反应结束后,放开拇指,迅速用火柴点燃生成的气体,验证其气体为氢气;然后向试管内滴入 1 滴酚酞试液,振荡,观察到溶液显红色,说明生成的醇钠是强碱。反应式为

$$2CH_3CH_2OH + 2Na \longrightarrow 2CH_3CH_2ONa + H_2 \uparrow$$
　　　　乙醇　　　　　　　　　　　乙醇钠

(二) 脱水反应

醇在脱水剂浓硫酸、无水氧化铝作用下可发生脱水反应。醇脱水方式有两种,一种是在较高温度下发生分子内脱水生成烯烃,另一种是在温度相对低的情况下发生分子间脱水生成醚。

1. 分子内脱水

醇分子内脱水生成烯烃。将乙醇和硫酸的混合物加热到 170 ℃,乙醇可经分子内脱水发生消除反应而生成乙烯。

$$CH_2 \!-\! CH_2 \xrightarrow[170\,℃]{\text{浓 } H_2SO_4} CH_2 \!=\! CH_2 + H_2O$$
$$\underset{H \quad\quad OH}{\underline{}} \qquad\qquad\quad 乙烯$$

在适当条件下,从一个有机化合物分子中脱去一个小分子(如 H_2O、HX 等),而生成不饱和化合物的反应称为消除反应(或称消去反应)。

2. 分子间脱水

乙醇与浓硫酸共热到 140 ℃左右,可经分子间脱水形成醚。

$$CH_3CH_2-[OH + HO]-CH_2CH_3 \xrightarrow[140\ ℃]{浓\ H_2SO_4} CH_3CH_2OCH_2CH_3 + H_2O$$
乙醚

（三）氧化反应

在有机化学中,物质得到氧或失去氢的反应都称为氧化反应,反之,物质失去氧或得到氢的反应称为还原反应。醇分子中由于受羟基的影响,使得 $α$-H 比较活泼,易被氧化。醇的种类不同,其氧化产物也不同。

伯醇首先被氧化成醛,醛被继续氧化生成羧酸。仲醇则被氧化成相应的酮,而叔醇没有 $α$-H,故难以被氧化。常用的氧化剂是重铬酸钾的稀硫酸溶液。

$$R-CH_2OH \xrightarrow{[O]} R-CHO \xrightarrow{[O]} R-COOH$$
伯醇   醛   羧酸

$$\underset{仲醇}{R-\overset{\overset{OH}{|}}{C}H-R'} \xrightarrow{[O]} \underset{酮}{R-\overset{\overset{O}{\|}}{C}-R'}$$

伯醇、仲醇分别被氧化成羧酸、酮,而 $Cr_2O_7^{2-}$(重铬酸钾溶液显橙红色)则被还原为 Cr^{3+}(绿色)。叔醇无此反应,因此可利用该反应鉴别伯醇、仲醇与叔醇。

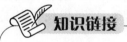 **知识链接**

怎样判断司机是否酒后驾车

司机酒后驾车容易肇事,因此交通法规严禁酒后驾车。交通警察怎样判断司机是否是酒后驾车呢?人们用一种科学、简单的方法来检测,通过让被测人员对准酒精分析仪呼气便可知晓答案。酒精分析仪内装有经硫酸酸化处理过的强氧化剂三氧化铬(橙红色),能与乙醇快速反应,三氧化铬则被还原为硫酸铬(绿色)。当被测人员对准酒精分析仪呼气时,如果呼出气体中含有乙醇蒸气,分析仪内橙黄色的 CrO_3 就会迅速与之反应,生成绿色的三价铬离子。分析仪中铬离子颜色的变化再通过电子传感元件转换成电信号,使酒精分析仪的蜂鸣器发出声响,表示被测者饮用过含酒精的饮品。

（四）丙三醇的特性

丙三醇又称甘油,具有与一元醇相似的化学性质,由于分子中羟基数目的增多,产生了一些特殊的性质,能与新制取的氢氧化铜作用。

【演示实验 8-2】 取 2 支试管,各加入 2.5 mol/L NaOH 溶液 1 mL、0.3 mol/L CuSO$_4$ 溶液 10 滴,振荡,可观察到浅蓝色沉淀产生,再分别加入乙醇、甘油各 1 mL,振荡,观察现象。

实验结果表明,加入乙醇的试管颜色没有变化,而加入甘油的试管中浅蓝色沉淀溶解为深蓝色溶液。利用此反应可以鉴别具有邻二羟基结构的多元醇(如乙二醇、丙三醇等)。

四、常见的醇

1. 甲醇（CH$_3$OH）

甲醇最初是从木材干馏中得到的,所以又称木醇或木精。甲醇为无色挥发性液体,沸点

64.5 ℃,具有酒精的刺激性气味,能与水和多数有机溶剂混溶。甲醇有毒,从消化道、呼吸道或皮肤摄入都会对人体产生毒性反应。表现为头痛、疲倦、恶心、视力减退甚至失明、循环性虚脱、呼吸困难甚至死亡。误饮 10 mL 可致人失明,30 mL 可致死。甲醇在工业上是一种优良的有机溶剂。

2. 乙醇(CH_3CH_2OH)

乙醇俗称酒精,是无色透明、易挥发、易燃的液体,具有特殊的气味和辛辣味道(酒味),能与水和多数有机溶剂混溶,沸点 78.3 ℃。乙醇在医药卫生等方面有着广泛的用途。

95%的酒精则为药用酒精,用于制备酊剂及提取中草药中的有效成分;医疗单位配制化验试剂或药品制剂时常需使用酒精灯、酒精炉来加热,也可用其火焰临时消毒小型医疗器械。

临床上常用 70%~75% 的酒精作消毒剂。由于它能使蛋白质产生变性,干扰微生物的新陈代谢,抑制细菌繁殖,故有消毒杀菌的作用。它可用于皮肤消毒、医疗器械消毒、碘酒的脱碘等。

40%~50% 的酒精用于预防褥疮。按摩时,将少量 40%~50% 的酒精倒入手中,均匀地按摩患者受压部位,可促进局部血液循环,防止褥疮。

25%~50% 的酒精是擦浴酒精。利用酒精挥发时能吸收热量这一性质,临床上可用酒精蘸湿纱布或小毛巾,来擦拭高热病人的颈部、胸部、腋下、四肢和手脚心部位,这样可刺激患者的皮肤血管扩张,增加皮肤的散热能力,同时酒精挥发时能带走热量,可以使体温下降、症状缓解。

知识链接

酒精浓度越高,消毒效果越好吗?

酒精消毒作用的原理是凝固细菌体内的蛋白质,以达到杀死细菌的目的。95%的酒精不能消毒的原因是其虽然能将细菌表面包膜的蛋白质迅速凝固,但会形成一层保护膜,阻止酒精进入细菌体内,从而不能将细菌彻底杀死。浓度低于70%的酒精,进入细菌体内后不能使体内的蛋白质凝固,所以也不能将细菌彻底杀死。浓度为70%~75%的酒精既能顺利地进入细菌体内,又能有效地将细菌体内的蛋白质凝固,所以杀菌消毒的酒精浓度是70%~75%。

---

3. 丙三醇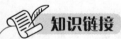

丙三醇俗称甘油,为无色黏稠状有甜味的液体,能与水以任意比例混溶。甘油有很强的吸湿性,稀释后的甘油水溶液可作润肤剂,医药制剂上常用作溶剂和润滑剂,还常作为化工、合成药物的原料。

4. 苯甲醇 (⬡—CH_2OH)

苯甲醇又名苄醇,是具有芳香气味的无色液体,难溶于水,易溶于乙醇、乙醚等有机溶剂。苯甲醇具有轻微的麻醉作用和腐蚀性能,医药上配制注射剂时加入苯甲醇可减轻疼痛,在中草药注射剂中加入少量的苯甲醇既可防腐又可镇痛。

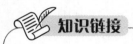 **知识链接**

酒 精 中 毒

　　日常饮用的各类酒,都含有不同量的酒精,酒精的化学名称为乙醇。酒中的乙醇含量越高,吸收越快,越易醉人。啤酒含酒精 3%～5%;黄酒含酒精 16%～20%;葡萄酒含酒精 18%～23%;白酒含酒精 40%～65%。饮酒后,乙醇在消化道中被吸收进入血液,空腹饮酒则吸收更快。血液中的乙醇由肝脏来解毒,先是在醇脱氢酶作用下转化为乙醛,又在醛脱氢酶的作用下转化为乙酸,乙酸再进一步分解为水和二氧化碳,全过程需 2～4 h。据报道,成人的肝脏每小时约能分解 10 mL 乙醇,大量饮酒,超过机体的解毒极限就会引起酒精中毒。

　　酒精中毒俗称醉酒,一次饮用大量的酒精类饮料会对中枢神经系统产生先兴奋后抑制的作用,重度中毒可使呼吸、心跳抑制而死亡。饮酒对机体的影响:轻者仅有情绪上的改变,严重者协调性、视觉、平衡和语言功能等会完全丧失,大量酒精还会损害脑功能,极度过量可使人死亡。会饮酒与不会饮酒(即酒量小)的人,中毒量、中毒程度、症状都有很大的个体差异。一般而论,成人的乙醇中毒量为每次 75～80 mL,致死量每次 250～500 mL。对轻度中毒者,可通过多吃梨子、马蹄、西瓜等水果来解酒;也可用刺激咽喉的办法(如用筷子等)引起呕吐反射,减轻酒精对胃黏膜的刺激;或喝水降低血液中的酒精浓度,并加快排尿。醉酒严重的,应尽快送往医院治疗,以免留下后遗症。

第二节　酚

　　酚是指芳香烃分子中芳环上的氢原子被羟基取代后生成的化合物。酚的通式为 Ar—OH,酚的官能团是羟基(—OH),又称酚羟基。

一、酚的分类和命名

(一)酚的分类

　　根据酚羟基的数目不同可分为一元酚和多元酚。含有一个酚羟基的酚称为一元酚,含有两个或两个以上酚羟基的酚称为多元酚。根据芳基的不同又可分为苯酚、萘酚等。

(二)酚的命名

　　酚的命名:以酚为母体,芳环上其他原子、原子团或烃基作为取代基,它们与酚羟基的相对位置可用阿拉伯数字表示(从芳环上连有酚羟基的碳原子开始编号),也可以用"邻、间、对"表示;将取代基的位次、数目和名称写在母体名称前。多元酚命名时,要标明酚羟基的相对位置。结构复杂的酚类命名时,可将羟基作为取代基来命名。例如:

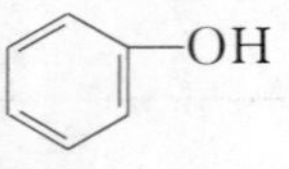

苯酚 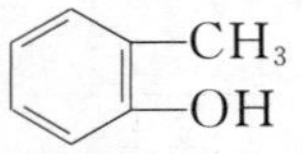　　　　2-甲酚(邻甲酚) 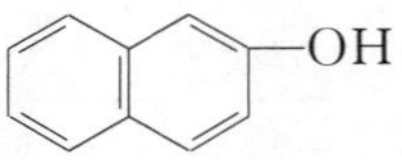　　　　β-萘酚 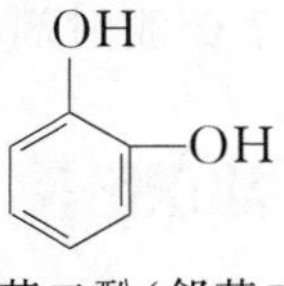　　　　1,2-苯二酚(邻苯二酚)

二、酚的性质

由于酚羟基的存在,分子间能形成氢键,故其沸点比相对分子质量相近的芳烃高。酚具有特殊的气味,纯净的酚无色,由于酚易被空气氧化,因此常常带有不同程度的黄色或红色。

酚能溶于乙醇、乙醚、苯等有机溶剂。由于酚与水也能形成氢键,因此酚在水中也有一定的溶解度,但溶解度不大,加热后易溶于水,多元酚易溶于水。

酚和醇都含有羟基,由于酚羟基与醇羟基所连接的烃基不同,所以它们的化学性质有着明显的差异。

(一) 弱酸性

由于受苯环的影响,酚羟基上的氢原子具有一定的活泼性,在水溶液中能电离出极少量的氢离子,所以酚具有弱酸性,但不能使指示剂变色。苯酚除了能和活泼金属反应外,还能与强碱氢氧化钠发生中和反应生成盐。反应式为

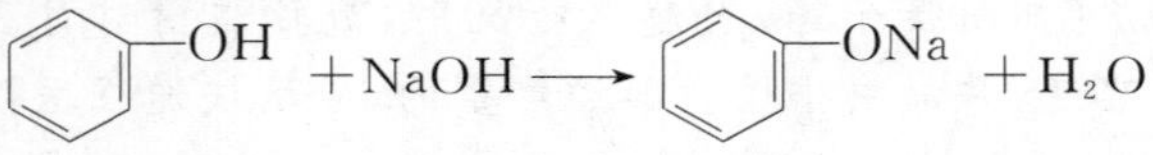

苯酚　　　　　　　　　　　　　　　　苯酚钠

苯酚的酸性比碳酸还要弱,故只能溶于氢氧化钠或碳酸钠溶液,不溶于碳酸氢钠溶液。向苯酚钠溶液中通入二氧化碳,可使苯酚游离出来而使溶液变浑浊。利用酚显弱酸性,可将酚从非酸性的化合物中分离出来。

(二) 苯环上的取代反应

由于酚羟基受苯环的影响,其邻、对位易发生卤代、硝化和磺化等取代反应。如苯酚极易与卤素发生卤代反应:

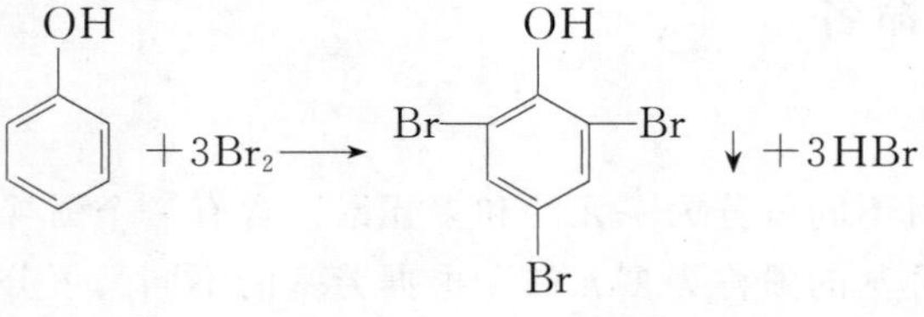

2,4,6-三溴苯酚

该反应非常灵敏,极稀的苯酚溶液也会立刻产生白色沉淀,可用于苯酚的鉴别和苯酚的定量或定性分析。

(三) 与三氯化铁的显色反应

【演示实验 8-3】 在盛有 1 mL 饱和苯酚溶液的试管中,滴加 5 滴 0.06 mol/L 的三氯化铁溶液,振摇并观察现象。

实验表明,苯酚遇三氯化铁后显紫色。这是苯酚的一个灵敏特性反应,常用来鉴别苯酚。

大多数酚类都能和三氯化铁溶液发生显色反应。如与苯酚、间苯二酚、1,3,5-苯三酚显紫色;与甲苯酚显蓝色;与邻苯二酚、对苯二酚显绿色等。

三、常见的酚

1. 苯酚 ($\langle\!\!\!\bigcirc\!\!\!\rangle$—OH)

苯酚简称酚,最初是从煤炭中提取的,又因具有弱酸性,俗称石炭酸。苯酚为无色针状结晶,熔点 43 ℃,沸点 181 ℃,具有特殊气味,常温下微溶于水,但当温度高于 65 ℃时,能与水以任意比例混溶。苯酚可溶于乙醇、乙醚、苯等有机溶剂。苯酚能凝固蛋白质,使蛋白质变性,具有较强的杀菌作用,在医药上常用作消毒剂,是外科手术中最早使用的消毒药品。

苯酚易被氧化,因此在保存酚以及含有酚羟基的药物时,应盛放在棕色瓶中避光保存,必要时须加抗氧剂。苯酚具有一定毒性,对皮肤有腐蚀性,使用时要小心,沾到皮肤上可用酒精洗去。苯酚是重要的化工原料,广泛用于塑料、药物、染料等的制造。

2. 甲苯酚

甲苯酚简称甲酚,因来源于煤焦油,又称煤酚,它有邻、间、对 3 种同分异构体。由于沸点接近,一般不易分离,实际常使用其混合物。煤酚的杀菌能力比苯酚强,因为它难溶于水,能溶于肥皂溶液,故医药上常配成 50% 的肥皂溶液(用 500 mL 甲酚、300 g 植物油和43 g 氢氧化钠一起加热皂化,然后加水配成 1000 mL 的溶液),称为煤酚皂溶液,俗称"来苏尔",用时加水稀释,可用作器械和环境消毒。

3. 苯二酚

苯二酚有邻、间、对 3 种同分异构体,为无色晶体。邻苯二酚俗名为儿茶酚,肾上腺素中含有儿茶酚的结构,具有升高血压和止喘的作用。间苯二酚俗名为雷琐辛,具有抗细菌和真菌的作用,刺激性较小,其 2%~5% 的油膏及洗剂可用于治疗皮肤病,如湿疹、癣症等。对苯二酚俗名为氢醌,是一种强还原剂,可作显影剂,还可用作抗氧剂,常以苷的形式存在于植物体内。

第三节　醚

一、醚的结构和命名

(一)结构

醚是醇或酚羟基的氢原子被烃基取代的产物,也可以说是由两个烃基通过一个氧原子连接起来的化合物。醚的通式:(Ar)R—O—R′(Ar′),式中的 2 个烃基可以相同,也可以不同。醚的官能团:醚键(—O—)。

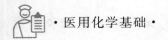
（二）分类

根据与氧原子相连的烃基的结构或方式不同,可分为单醚、混醚和环醚。与氧原子相连的两个烃基相同时称为单醚,如乙醚;两个烃基不相同时称为混醚,如甲乙醚;具有环状结构的醚称为环醚,如环氧乙烷。两个烃基都是脂肪烃基的为脂肪醚;一个或两个烃基是芳香基的则为芳香醚。

（三）命名

1. 单醚的命名

先写出与氧相连的烃基名称("基"字常省去),再加上"醚"字即可。若烃基是烷基,"二"字常省略。例如:

$$CH_3—O—CH_3$$

（二）甲醚

二苯醚

2. 混醚的命名

脂肪混醚命名时,一般将简单的烃基名称写在前面("基"字常省去);芳香混醚命名时,则将芳香烃基写在烷基的前面。例如:

$$CH_3—O—C_2H_5$$

甲乙醚

$$CH_3—O—$$

苯甲醚

3. 结构复杂的醚的命名

采用系统命名法,将烃氧基当作取代基来命名。

二、常见的醚

乙醚是醚类中最常见的一种,乙醚为无色易挥发的液体,有特殊气味,沸点 34.5 ℃,易燃,乙醚的蒸气与空气混合达到一定比例时,遇火会引起爆炸,所以使用乙醚时要特别小心,周围要避免明火,并采取必要的安全措施。乙醚比水轻,微溶于水,是一种良好的有机溶剂,能溶解多种有机物,常用于中草药中有效成分的提取。乙醚有麻醉作用,医药上曾用作吸入性全身麻醉剂,但乙醚易被氧化成过氧化乙醚。人体吸入少量的过氧化乙醚即对呼吸道有刺激,可引起恶心、呕吐,严重时可引发肺炎和肺水肿,现已被性质更稳定、高效、安全的麻醉剂安氟醚和异氟醚所代替。

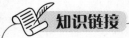 知识链接

麻　醉　药

麻醉药是指能使机体或机体局部暂时、可逆性失去知觉及痛觉的药物。根据作用范围可分为全身性麻醉药和局部性麻醉药,根据其作用特点和给药方式不同,又可分为吸入麻醉药和静脉麻醉药。临床常用的麻醉药有乙醚、恩氟烷(又名:安氟醚,易使宁)、氟烷(又名:异氟醚,三氟氯溴乙烷)。

小 结

	醇	酚	醚
通式及代表物	R—OH 乙醇 CH_3CH_2OH	Ar—OH 苯酚 〇—OH	(Ar)R—O—R′(Ar′) 乙醚 $CH_3CH_2OCH_2CH_3$
官能团	—OH 醇羟基	—OH 酚羟基	—O— 醚键
命名	简单的醇可根据碳原子个数称为"某醇",如:甲醇 CH_3OH、乙醇 CH_3CH_2OH 等; 复杂的醇采用系统命名法:①选主链;②编号位;③定全名	酚的命名是以酚为母体,母体名称前先写出取代基的位次、数目和名称,如: 苯酚 〇—OH 2-甲基苯酚 〇(CH₃)—OH	命名单醚:二某醚。如: (二)甲醚 $CH_3—O—CH_3$ 命名混醚:某某醚。如: 甲乙醚 $CH_3—O—C_2H_5$ 命名芳香混醚:芳香基放在烷基的前面,如: 苯甲醚 $CH_3—O—$〇
常见的醇、酚、醚	乙醇俗称酒精,临床上常用 75% 的酒精作消毒剂;丙三醇俗称甘油,医药上常用作溶剂和润滑剂	来苏尔是邻、间、对 3 种异构体配成的 50% 的肥皂溶液,用作器械消毒和环境消毒;苯酚具有杀菌作用,在医药上常用作消毒剂,是外科手术中最早使用的消毒药品	乙醚有麻醉作用,曾用作吸入性全身麻醉剂,但易被氧化成过氧化乙醚而对呼吸道产生刺激,可引起恶心、呕吐等症状 安全麻醉剂有:安氟醚和异氟醚

能力检测

一、选择题(A1 型题)

(1) 乙醇俗称是(　　)。

A. 酒精　　　　　B. 甘油　　　　　C. 木精　　　　　D. 石炭酸

(2) 医用消毒酒精的体积分数是(　　)。

A. 75%　　　　　B. 95%　　　　　C. 100%　　　　　D. 35%

(3) 临床上常把含少量苯甲醇的注射剂称无痛水,是因为其具有(　　)。

A. 麻醉作用　　　B. 氧化作用　　　C. 防腐作用　　　D. 还原作用

(4) 下列化合物中,与乙醇互为同分异构体的是(　　)。

A. 甲醇　　　　　B. 甲醚　　　　　C. 苯酚　　　　　D. 乙二醇

二、填空题

(1) 醇的官能团为_____,酚的官能团为_____,醚的官能团为_____。

(2) 乙醇的结构简式为_____,甘油的结构简式为_____,苯酚的结构简式为_____。

（3）甲醇毒性很强，误服_____mL 以上可致失明，误服_____mL 可致死亡。

（4）鉴别甘油的方法是向试剂中滴加_____和_____即呈现_____。

（5）按分子中羟基的数目可将醇分为_____和_____。

（6）消毒酒精的化学成分是_____，浓度为_____％。

（7）由于体内代谢紊乱，糖尿病患者除了要检验尿液中的葡萄糖外，还要用_____和_____检查尿液中的丙酮的含量，尿液会呈现_____色。

三、简述题

（1）来苏尔是由哪三种同分异构体配制而成的？化学结构是什么？写出其在临床中的作用。

（2）如何用化学的方法鉴别乙醇、苯酚、丙三醇？

四、命名或写出下列化合物结构简式

$$(1)\ CH_3-\underset{\underset{CH_3}{|}}{\overset{\overset{CH_3}{|}}{C}}-CH_2-OH$$

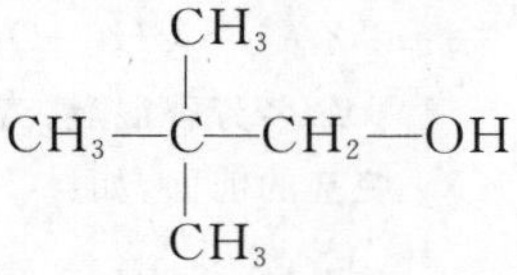

$$(2)\ CH_3\underset{\underset{OH}{|}}{CH}CH_2\underset{\underset{OH}{|}}{CH}CH_3$$

（3）〔苯环〕—$\underset{\underset{CH_3}{|}}{CH}CH_2OH$

（4）〔苯环，带 CH_3 和 OH〕

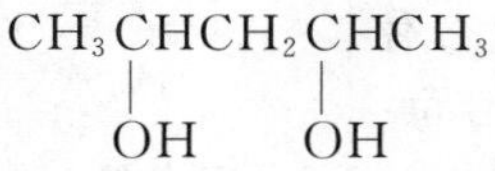

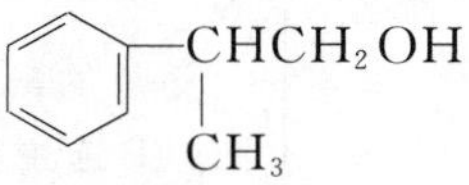

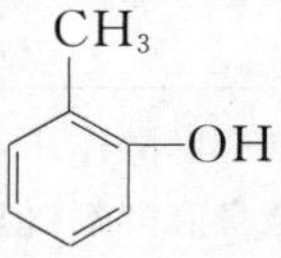

（5）CH_3-O-CH_3

（6）CH_3-O-〔苯环〕

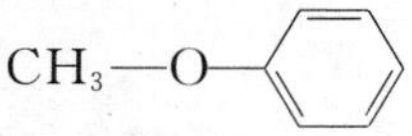

（7）乙醚

（8）石炭酸

（9）甘油

（10）乙醇

（11）甲乙醚

（12）对苯二酚

■ 宋 春 ■

第九章 醛、酮和羧酸

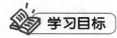

掌握：醛、酮及羧酸的结构和命名。
熟悉：常见的醛和酮；羧酸的性质。
了解：常见的羧酸。

在日常生活如住房装修、购买家具或衣物时你一定常听说甲醛这种物质吧！而临床常见病之一的糖尿病与一种叫丙酮的化学物质有着密切联系。我们非常熟悉的调味品醋，它的主要成分是醋酸。这些与我们生活及健康息息相关的物质以及与它们性质相似的物质将在本章中学到。

第一节 醛 和 酮

在上一章我们已经知道，伯醇氧化生成醛，仲醇氧化生成酮。醛和酮是重要的有机化合物，它们广泛存在于自然界，常用作溶剂、香料、药物及制药的原料。

一、醛、酮的结构和命名

（一）醛、酮的结构

醛和酮统称为羰基化合物，因为它们的分子中都含有羰基 $\left[\begin{matrix} O \\ \| \\ -C- \end{matrix}\right]$。醛、酮的通式如下：

$$\begin{matrix} O \\ \| \\ (Ar)R-C-H \end{matrix} \qquad\qquad \begin{matrix} O \\ \| \\ (Ar)R-C-R'(Ar') \end{matrix}$$

$$\text{醛} \qquad\qquad\qquad\qquad \text{酮}$$

醛的官能团是醛基：$-\overset{\overset{\textstyle O}{\|}}{C}-H$ 或 $-CHO$。最简单的醛是甲醛，结构式为 $H-\overset{\overset{\textstyle O}{\|}}{C}-H$。

酮的官能团是酮基（即羰基）：$-\overset{\overset{\textstyle O}{\|}}{C}-$ 或 $-CO-$。最简单的酮是丙酮，结构简式为

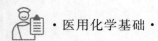

$CH_3-\overset{\displaystyle O}{\overset{\|}{C}}-CH_3$。乙醛和丙酮的分子模型如图 9-1、图 9-2 所示。

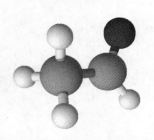

图 9-1　乙醛分子球棍模型

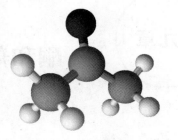

图 9-2　丙酮分子球棍模型

知识链接

几种医药中的醛和酮

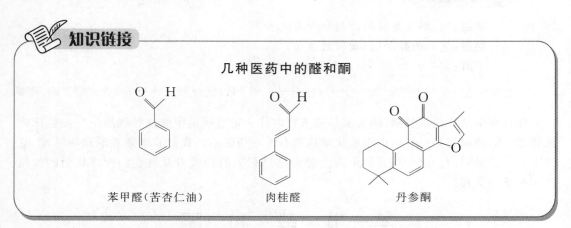

苯甲醛（苦杏仁油）　　　　　肉桂醛　　　　　丹参酮

根据羰基碳原子所连的烃基种类不同,醛、酮可分为脂肪醛、酮和芳香醛、酮。

脂肪醛、酮：　　$CH_3-\overset{\displaystyle O}{\overset{\|}{C}}-H$　　　　$CH_3-\overset{\displaystyle O}{\overset{\|}{C}}-CH_3$

芳香醛、酮：　　$\bigcirc-\overset{\displaystyle O}{\overset{\|}{C}}-H$　　　　$\bigcirc-\overset{\displaystyle O}{\overset{\|}{C}}-CH_3$

（二）醛、酮的命名

1. 普通命名法

简单的脂肪醛、酮的命名根据碳原子的个数称为"某醛"或"某酮"。例如：

$H-\overset{\displaystyle O}{\overset{\|}{C}}-H$　　　　$CH_3-\overset{\displaystyle O}{\overset{\|}{C}}-H$　　　　$CH_3-\overset{\displaystyle O}{\overset{\|}{C}}-CH_3$

甲醛　　　　　　　　乙醛　　　　　　　　丙酮

2. 系统命名法

复杂的脂肪醛、酮的命名则采用系统命名法。步骤如下。

（1）选主链：选择含羰基碳原子在内的最长碳链作为主链,支链作为取代基,根据主链碳原子的个数称为"某醛"或"某酮"。

（2）编号位：从靠近羰基最近的一端开始给主链碳原子编号。醛分子中，羰基总是在碳链的一端，编为1号。

（3）定全名：依次将取代基的位次、个数和名称写在醛或酮名称的前面。醛基因位于碳链的首端，其位次不必标示。酮基的位次标在"某酮"前面，中间用短线隔开。例如：

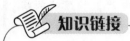

$$CH_3-\overset{\overset{\displaystyle CH_3}{|}}{C}H-\overset{\overset{\displaystyle O}{\|}}{C}-H \qquad\qquad CH_3-\overset{\overset{\displaystyle O}{\|}}{C}-CH_2-CH_2-CH_3$$

2-甲基丙醛   2-戊酮

芳香醛、酮的命名，是以脂肪醛、酮作为母体，把芳香烃基作为取代基。例如：

苯甲醛   苯乙酮   二苯甲酮

二、常见的醛、酮

（一）甲醛

甲醛（HCHO）为无色、具有强烈刺激性气味的气体，易溶于水。甲醛有毒，口服甲醛溶液 10～20 mL 可致人死亡。人长期接触低浓度甲醛蒸气可出现头晕、头痛、乏力、嗜睡、食欲减退、视力下降等。长期接触甲醛者鼻腔或鼻咽部的肿瘤发病率增多。

甲醛能使蛋白质凝固，具有杀菌作用，是一种有效的消毒剂和防腐剂。因其具有潜在的致癌作用，不可用于食物的防腐。

质量分数为 40% 的甲醛水溶液称为福尔马林，常用于保存尸体及动物标本。

知识链接

甲醛的危害与清除方法

甲醛是一种有毒害的物质，但甲醛同时也是一种重要的有机原料，是现代许多工业品的主要组成部分，常常出现在生活的各个方面。例如我们家居生活中的涂料、皮革工艺、家具用料中经常会涉及甲醛。甲醛对健康危害如下。

（1）刺激作用：表现为对皮肤黏膜的刺激作用，高浓度吸入时出现呼吸道严重的刺激和水肿、眼刺激、头痛。

（2）致敏作用：皮肤直接接触甲醛可引起过敏性皮炎、色斑、坏死，吸入高浓度甲醛时可诱发支气管哮喘。

（3）致突变作用：高浓度甲醛还是一种基因毒性物质。实验动物在实验室吸入高浓度甲醛的情况下，可引起鼻咽肿瘤。

（4）突出表现：头痛、头晕、乏力、恶心呕吐、胸闷、心悸、体重减轻、记忆力减退以及植物神经紊乱等；其中，孕妇如果长期接触，可能会导致胎儿畸形、死亡。

去除甲醛的方法如下。

①开窗通风。②绿色植物（吊兰、芦荟等）吸收。③放活性炭。④纳米光催化技术。⑤遮盖技术（喷雾、粉刷）。⑥氧化技术：利用强氧化特性，分解污染。⑦中草药香薰等。

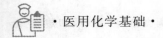

（二）乙醛

乙醛（CH_3CHO）为无色、具有刺激性气味、易挥发的液体，能溶于水、乙醇和乙醚。

在乙醛中通入氯气，可得三氯乙醛。三氯乙醛与水作用则生成水合三氯乙醛，简称水合氯醛。在临床上，水合氯醛是比较安全的催眠药和镇静药。如图 9-3 所示。

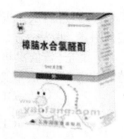

图 9-3　樟脑水合氯醛酊

（三）丙酮

丙酮（CH_3COCH_3）为无色、易挥发、易燃、有特殊香味的液体，易溶于水，能溶解多种有机物质，是常用的有机溶剂。

糖尿病患者由于代谢不正常，体内常有过量的丙酮产生，会从尿中排出。检查尿中是否含有丙酮，可向尿液中滴加亚硝酰铁氰化钠溶液和氢氧化钠溶液，如有丙酮存在，尿液即呈鲜红色。还可将碘溶液和氢氧化钠溶液滴入尿液中，如有丙酮存在，就有黄色碘仿析出。

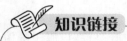

酮体与糖尿病

医学上将丙酮、β-丁酮酸和 β-羟基丁酸三者合称为酮体。酮体是人体内脂肪代谢的中间产物，可被氧化产生能量。正常生理状况下，酮体在血液中的浓度很小，仅 $0.03 \sim 0.5\ mmol/L$，尿液中检测不出酮体。但是在长期饥饿、严重糖尿病时，体内糖代谢紊乱，脂肪分解加速，导致血中酮体升高（酮血症）。酮体是酸性物质，可引起酮症酸中毒和昏迷等症状。由于过量的酮体从尿液中排出，临床上对患有严重糖尿病的病人，除检查尿液中葡萄糖的含量外，还要检查酮体。丙酮因相对分子质量小，多经肺呼出，病人呼出的气味有酮味，即烂苹果味。

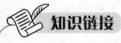

醛类消毒剂

醛类消毒剂除甲醛外，还有戊二醛和邻苯二甲醛 2 种。

戊二醛是一种高效、速效、广谱、稳定、无毒、无刺激性的新型消毒灭菌剂。2% 的碱性戊二醛用于浸泡不耐高温的金属器械、医学仪器内镜等，消毒需 $10 \sim 30\ min$，灭菌需 $7 \sim 10\ h$。需要注意的是浸泡金属类物品时，应加入 0.5% 亚硝酸钠防锈；碱性戊二醛稳定性差，应现配现用。

邻苯二甲醛是一种近几年开发的新型消毒剂，性能稳定，使用浓度低，具有对皮肤黏膜无刺激、无不良反应且杀菌效力强等优点，常作为医院的内窥镜手术用器械的消毒灭菌，也可用于合成新抗血小板聚集药吲哚波芬。纤维内镜及胃镜如图 9-4、图 9-5 所示。

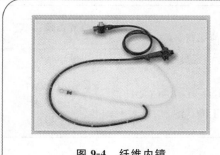

图 9-4　纤维内镜

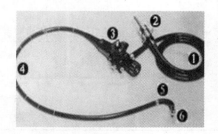

图 9-5　胃镜

第二节　羧　　酸

羧酸是重要的有机化合物，在自然界中，羧酸常以游离状态、羧酸盐或酯的形式广泛存在于动植物体内，常用作有机合成、工农业生产或药物及制药的原料。醛易被氧化成羧酸，如乙醛（CH_3CHO）被氧化生成乙酸（CH_3COOH）。

一、羧酸的结构和命名

（一）羧酸的结构

羧酸的通式为（H）R—COOH 或 Ar—COOH。其中，—COOH 叫羧基，也可写为

$$\overset{O}{\overset{\|}{-C}}-OH$$，羧基是羧酸的官能团。最简单的羧酸是甲酸。甲酸及乙酸的分子模型如图 9-6、图 9-7 所示。羧酸的代表物有

H—COOH

甲酸

CH_3—COOH

乙酸

（苯环）—COOH

苯甲酸

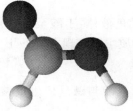

图 9-6　甲酸分子模型

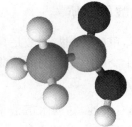

图 9-7　乙酸分子模型

根据与羧基相连的烃基的不同，羧酸分为脂肪酸（饱和脂肪酸和不饱和脂肪酸）、芳香酸。还可根据分子中羧基的数目不同分为一元酸、二元酸和多元酸。羧酸的分类见表 9-1。

表 9-1　羧酸的分类

类　别	脂　肪　酸		芳香酸
	饱和脂肪酸	不饱和脂肪酸	
一元酸	乙酸	丙烯酸	苯甲酸
二元酸	COOH|COOH乙二酸	HOOC—CH=CH—COOH丁烯二酸	邻苯二甲酸

（二）羧酸的命名

1. 俗名

许多羧酸是从天然物质中得到的,因此常根据它们的最初来源命名,也称俗名。例如：

$$H—COOH \qquad CH_3—COOH \qquad HOOC—COOH$$

蚁酸(甲酸) 　　　　　醋酸(乙酸) 　　　　　草酸(乙二酸)

2. 系统命名法

饱和一元脂肪酸的命名方法如下。

(1) 选主链：选择含有羧基的最长碳链为主链,根据主链碳原子的个数称为"某酸"。

(2) 编号位：从羧基碳原子开始用阿拉伯数字给主链碳原子编号,或从与羧基直接相连的碳原子开始,依次用希腊字母 $\alpha, \beta, \gamma \cdots$ 编号。

(3) 定全名：把取代基的位次、数目和名称写在"某酸"之前。 如：

$$\begin{array}{c} CH_3 \\ | \\ CH_3—CH—COOH \end{array} \qquad\qquad \begin{array}{c} CH_3 \\ | \\ CH_3—CH—CH_2—COOH \end{array}$$

2-甲基丙酸(α-甲基丙酸) 　　　　　3-甲基丁酸(β-甲基丁酸)

芳香酸命名时,是以脂肪酸为母体,把芳香环看作取代基。例如：

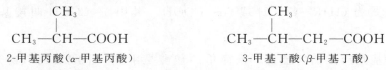

苯甲酸 　　　　　　　　　　　　　苯乙酸

二、羧酸的性质

常温下,甲酸、乙酸、丙酸是具有强烈刺激性气味的无色液体,丁酸至壬酸是有腐败气味的液体,十个碳原子以上的羧酸是固体。羧酸的化学性质主要表现在以下几个方面。

（一）酸性

羧酸具有酸性,它的水溶液能使蓝色石蕊试纸变红,也能与碱反应生成羧酸盐和水。以乙酸为例,反应方程式如下：

$$CH_3COOH \rightleftharpoons CH_3COO^- + H^+$$
$$CH_3COOH + NaOH \longrightarrow CH_3COONa + H_2O$$

乙酸的酸性比碳酸强,它能与碳酸氢盐和碳酸盐反应放出二氧化碳。例如：

$$CH_3COOH + NaHCO_3 \longrightarrow CH_3COONa + CO_2 \uparrow + H_2O$$

羧酸盐的溶解度比相应的羧酸大。临床上常将一些难溶于水的含羧基的药物制成易溶于水的盐。例如,青霉素 G 常制成青霉素 G 钾或青霉素 G 钠,便于临床使用。

（二）酯化反应

在强酸(如浓硫酸)的催化作用下,羧酸与醇作用生成酯和水的反应称为酯化反应。例如:

$$CH_3-\overset{\overset{\displaystyle O}{\|}}{C}-OH + HO-CH_2-CH_3 \underset{}{\overset{浓\ H_2SO_4}{\rightleftharpoons}} CH_3-\overset{\overset{\displaystyle O}{\|}}{C}-O-CH_2-CH_3 + H_2O$$

乙酸　　　　　乙醇　　　　　　　　　　乙酸乙酯

酯化反应是可逆反应,其逆向反应是水解反应。

羧酸分子中去掉羧基上的羟基,剩下的部分叫作酰基 $\left(\overset{\overset{\displaystyle O}{\|}}{R-C}\right)$,如乙酸分子中去掉

羟基剩下的部分叫作乙酰基 $\left(CH_3-\overset{\overset{\displaystyle O}{\|}}{C}-\right)$。

（三）脱羧反应

羧酸分子中失去羧基放出 CO_2 的反应称为脱羧反应,多元酸易发生脱羧反应。例如:

$$HOOC-COOH \overset{加热}{\longrightarrow} HCOOH + CO_2\uparrow$$

乙二酸　　　　　　甲酸

脱羧反应在生物化学中占有重要地位,人体所产生的 CO_2 主要来源就是体内物质代谢产生的有机酸发生脱羧反应的结果。

三、常见的羧酸

（一）甲酸

甲酸($HCOOH$)俗称蚁酸,存在于蚁类、蜂类等昆虫的分泌物中,人体的肌肉、皮肤、血液和排泄物中也含有甲酸。甲酸是无色而有刺激性气味的液体,可与水混溶。甲酸具有极强的腐蚀性,被蚂蚁或蜂类蜇伤后引起皮肤红肿和疼痛,就是由甲酸造成的,可在患处涂抹稀氨水或小苏打稀溶液或肥皂水止痛、止痒。12.5 g/L 的甲酸溶液叫蚁精,在医药上可用于风湿病的治疗。

甲酸的酸性强于乙酸,是饱和一元羧酸中酸性最强的酸。

甲酸的结构特殊,分子中既含羧基又含醛基,它除了具有羧酸的性质外,还具有醛的某些性质。

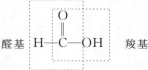

甲酸具有杀菌作用,可用作防腐剂和消毒剂。

（二）乙酸

乙酸(CH_3COOH)俗称醋酸,是食醋的主要成分。普通食醋中含 3%～5%的乙酸。乙

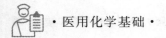
酸为无色具有强烈刺激性酸味的液体,能与水混溶,熔点为 16.5 ℃。当温度低于 16.5 ℃时,纯净的乙酸很容易凝结成冰状固体,故又称冰醋酸。

乙酸具有杀菌作用,在食品和医药上用作防腐、杀菌剂。如在烹调菜时适当加入一些食醋,既可增加菜的美味,保护维生素 C 不被破坏,提高食物营养价值,又可杀菌消毒,预防疾病;应用"食醋消毒法"可以预防流感。

乙酸是常用的有机溶剂,也是重要的化工原料,广泛应用在印染、香料、塑料、制药等工业。

(三)苯甲酸

苯甲酸(C_6H_5COOH)是最简单的芳香酸,因最早是从安息香树胶中得来的,故俗称安息香酸。苯甲酸是一种白色鳞片或针状晶体,难溶于冷水,易溶于热水、乙醇和乙醚中。苯甲酸及其钠盐(见图 9-8)既能抑制多种微生物,又有很好的杀菌作用,是食品和药剂中常用的防腐剂。因其毒性较大,正面临淘汰。联合国粮农组织(FAO)和世界卫生组织(WHO)试验研究后规定:人体每日对苯甲酸的摄入量为 5~10 毫克/千克体重。摄入过量的苯甲酸会对人体肝脏造成危害,所以肝功能衰弱者慎食含有苯甲酸的食品。苯甲酸还可作为治疗癣病的外用药。

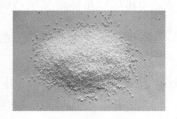

图 9-8 苯甲酸钠颗粒

(四)过氧乙酸

过氧乙酸(CH_3COOOH)为无色液体,有强烈刺激性气味;有毒,对眼睛、皮肤、黏膜和上呼吸道有强烈刺激作用;易燃,遇火或受热、受震都可引起爆炸。

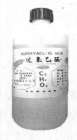

图 9-9 医用过氧乙酸

过氧乙酸为强氧化剂,有很强的氧化性,遇有机物放出新生态氧而起氧化作用,为高效、速效、低毒、广谱杀菌剂,对细菌、芽孢、真菌、病毒均有较强的杀灭作用。医用过氧乙酸如图 9-9 所示。

(1)浸泡消毒:以 0.3%~0.5%溶液浸泡消毒;医务人员用以洗手时,用 0.2%的溶液浸泡 1 min 即可。

(2)喷雾消毒:以 0.1%~0.4%溶液对房屋、家具、门窗等进行喷洒。

(3)熏蒸消毒:以 20% 成品熏蒸($1\sim3$ g/m³),用于实验动物室及无菌室消毒。

(4)饮水消毒及污水处理:使饮水或污水含本品 0.01%消毒 0.5~1 h,可获较好效果。

(5)医疗方面:可用于治疗甲癣,用 1%溶液浸泡 20 min,3 次/日,连续 2 周。0.5%溶液局部使用可治疗手足癣。

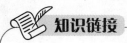知识链接

乳　酸

乳酸($C_3H_6O_3$),化学名称为 α-羟基丙酸,结构简式为 $CH_3CH(OH)COOH$。因最初从酸牛奶中发现而得名。乳酸也存在于人体肌肉中,是糖代谢的中间产物,人在剧烈运动时,由于乳酸的蓄积会产生酸胀感。

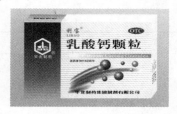

图 9-10 乳酸钙颗粒

乳酸是无色或淡黄色糖浆状液体，吸湿性强，能与水和乙醇混溶，乳酸是弱酸。在医药中的用途如下。

（1）消毒防腐作用：在病房、手术室、实验室等场所中采用乳酸蒸气消毒，可有效杀灭空气中的细菌，起到减少疾病，提高健康之目的。

（2）药物治疗作用：乳酸可以直接配制成药物或制成乳酸盐使用，如乳酸钠用来治疗酸中毒，乳酸钙（见图9-10）用于治疗佝偻病等缺钙症。

（3）乳酸聚合得到聚乳酸，聚乳酸可以抽成丝纺成线，这种线是良好的手术缝线，缝口愈合后不用拆线，能自动降解成乳酸被人体吸收，无不良后果。尤其是体内手术缝线，免除二次手术拆线的麻烦。这种高分子化合物可做成黏结剂应用在器官移植和接骨中。

总之，乳酸在医药方面广泛用作防腐剂、载体剂、助溶剂、药物制剂、pH 调节剂等。

知识链接

水 杨 酸

水杨酸又名邻羟基苯甲酸，结构式如图9-11所示。因水杨树和柳树树皮中都含有水杨酸，也叫柳酸。它是白色晶体，微溶于水，酸性比苯甲酸强，有刺激性。因对细菌、真菌有杀灭作用，在医药中有重要作用。如将其配成3%～6%的醇溶液或5%的软膏用于表皮癣病治疗。与乙酸发生反应生成乙酰水杨酸，结构式如图9-12所示，俗称阿司匹林。阿司匹林用途广泛，不仅有较强的解热镇痛作用，用于感冒发热及牙痛、神经痛、肌肉痛、痛经等治疗，而且大剂量有较强的抗炎抗风湿作用，适用于急性风湿热和类风湿性关节炎，小剂量用于防止血栓的形成，以预防心肌梗死和脑血栓的形成，治疗缺血性心脏病，能降低病死率及再梗死率。阿司匹林临床应用已有100多年历史，是迄今为止最安全的药物之一，如图9-13所示。

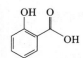

图 9-11 水杨酸结构式

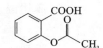

图 9-12 乙酰水杨酸结构式

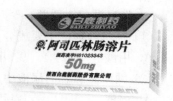

图 9-13 阿司匹林肠溶片

小 结

	醛	酮	羧 酸
结构及代表物	(Ar)R—C(=O)—H H—C(=O)—H 甲醛	(Ar)R—C(=O)—R′(Ar′) CH$_3$—C(=O)—CH$_3$ 丙酮	(Ar)R—C(=O)—OH CH$_3$COOH 乙酸
官能团	—C(=O)—H 醛基	—C(=O)— 酮基	—C(=O)—OH 羧基
命名	简单的醛、酮可根据碳原子个数称为"某醛"或"某酮"。如:甲醛(HCHO)、乙醛(CH$_3$CHO)、丙酮(CH$_3$COCH$_3$)等 复杂的醛、酮采用系统命名法:①选主链;②编号位;③定全名		俗名法:根据其来源命名。如 蚁酸(甲酸)、醋酸(乙酸)等 系统命名法:①选主链;②编号位;③定全名
常见的醛、酮和羧酸	甲醛:质量分数为40%的甲醛水溶液称为福尔马林。它具有杀菌、防腐作用,常用来保存尸体及动物标本 戊二醛:2%的碱性戊二醛用于浸泡不耐高温的金属器械、医学仪器内镜等	丙酮:向尿液中加入几滴亚硝酰铁氰化钠溶液及氢氧化钠溶液,若呈现红色,表明有丙酮存在 β-丁酮酸、β-羟基丁酸和丙酮三者统称为酮体。酮体与糖尿病有密切关系	乙酸:能使蓝色石蕊试液变红。具有杀菌作用,在食品和医药上用作防腐、杀菌剂。熏蒸预防流感 过氧乙酸:为强氧化剂,是高效、速效、低毒、广谱杀菌剂 阿司匹林:解热镇痛、抗风湿和脑血栓的形成及缺血性心脏病治疗

能力检测

一、选择题(A1 型题)

(1) 福尔马林的主要成分是( )。

A. 甲酸   B. 甲醛   C. 苯甲醛   D. 苯甲酸

(2) 糖尿病患者的尿液中含有( )。

A. 丙醛   B. 丙酮   C. 丙酸   D. 丙醇

(3) 被蚊虫叮咬后皮肤红肿,是因为其分泌物中含有( )。

A. 甲酸   B. 甲醛   C. 乙醇   D. 甲醇

(4) 阿司匹林的化学成分是( )。

A. 乙酸   B. 苯甲酸   C. 水杨酸   D. 乙酰水杨酸

(5) 下列有机物分子中不含有羧基的是( )。

A. 苯酚 　　　　 B. 苯甲酸 　　　　 C. 乳酸 　　　　 D. 过氧乙酸

（6）酮体来源于人体（　　　）的代谢过程。

A. 糖 　　　　 B. 蛋白质 　　　　 C. 脂肪 　　　　 D. 核酸

（7）剧烈运动后,造成肌肉酸胀的物质是（　　　）。

A. 碳酸 　　　　 B. 乳酸 　　　　 C. 乙酸 　　　　 D. 丙酮酸

（8）纤维内窥镜的消毒灭菌宜用（　　　）。

A. 酒精浸泡法 　　　　　　　　　　 B. 戊二醛浸泡法

C. 紫外线照射法 　　　　　　　　　　 D. 高压蒸汽灭菌法

二、填空题

（1）醛的官能团为_____,酮的官能团为_____,羧酸的官能团为_____。

（2）甲醛的结构简式为_____,质量分数为_____的甲醛水溶液称为福尔马林,常用来_____。

（3）戊二醛是一种_____的新型消毒灭菌剂,用于浸泡不耐高温的金属器械、医学仪器内镜等。浸泡金属类物品时,应加入_____防锈。

（4）临床上检验糖尿病患者尿液中的丙酮,是向尿样中滴加_____和_____,如有丙酮存在,即呈现_____。

（5）医学上把_____、_____和_____合称为酮体。血液中酮体含量增高,会使血液酸性增强,而引发_____中毒的可能。

（6）甲酸的俗名为_____,因为甲酸具有_____性,被蚊虫叮咬后皮肤会红肿。可涂抹_____或_____消肿止痛。

（7）乙酸的俗名为_____,应用"_____"可预防流感。

（8）苯甲酸的俗名为_____,苯甲酸及其钠盐是目前食品和医药中常用的_____剂。

（9）乙酰水杨酸俗称_____,具有_____、_____、_____、_____作用。

三、查资料

查阅并列出你所知道的与本章有关的有机物以及它们在生活和医药中的用途。

▓ 王敦丽 ▓

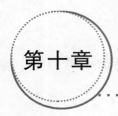

第十章 酯和油脂

学习目标

掌握：酯的结构和性质。

熟悉：油脂的组成与结构，油脂的性质。

了解：酯的命名。

第一节 酯

一、酯的结构和命名

酯是羧酸与醇作用的脱水产物，其通式为 $R-\overset{\overset{\displaystyle O}{\|}}{C}-O-R'$，其中 R 和 R′ 可以相同也可以不同。酯从结构上可以看作是酰基 $\left[\overset{\overset{\displaystyle O}{\|}}{R-C}\right]$ 和烃氧基（—O—R′）连接而成的化合物。

其中 $-\overset{\overset{\displaystyle O}{\|}}{C}-O-$ 称为酯键（也可简写为 —COO—），是酯的官能团。

酯是根据生成酯的羧酸和醇来命名的，羧酸名在前，醇名在后，将"醇"字改为"酯"字，称为"某酸某酯"。例如：

$$H-\overset{\overset{\displaystyle O}{\|}}{C}-O-CH_3$$
甲酸甲酯

$$H-\overset{\overset{\displaystyle O}{\|}}{C}-O-CH_2CH_3$$
甲酸乙酯

$$CH_3-\overset{\overset{\displaystyle O}{\|}}{C}-O-CH_3$$
乙酸甲酯

$$CH_3-\overset{\overset{\displaystyle O}{\|}}{C}-O-CH_2CH_3$$
乙酸乙酯

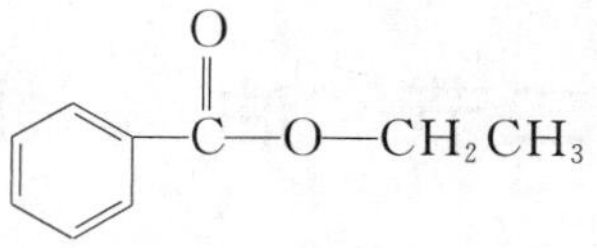

苯甲酸乙酯

二、酯的性质

（一）物理性质

低级的酯为无色液体，高级酯为蜡状固体。酯一般比水轻，难溶于水，易溶于有机溶剂。低级酯能溶解很多有机物，是良好的有机溶剂。

低级酯存在于各种水果和花草中，具有芳香气味，如乙酸乙酯有苹果香味，乙酸异戊酯有香蕉味，苯甲酸甲酯有茉莉花香味等，所以，可作为食品或日用品的香料。

（二）化学性质

酯的重要化学性质是能发生水解反应。酯在催化剂（酸、碱或酶）的作用下水解生成羧酸和醇，酯的水解反应是酯化反应的逆反应。例如：

$$\underset{\text{酯}}{R-\overset{\overset{\displaystyle O}{\|}}{C}-O-R'} + H_2O \underset{\text{酯化}}{\overset{\text{水解}}{\rightleftharpoons}} \underset{\text{羧酸}}{R-\overset{\overset{\displaystyle O}{\|}}{C}-OH} + \underset{\text{醇}}{R'-OH}$$

酯的水解反应速度很慢，加入少量酸或碱作催化剂，可加速水解反应的进行。酯在酸性条件下水解不完全，在碱性条件下能完全水解。例如：

$$CH_3-\overset{\overset{\displaystyle O}{\|}}{C}-O-CH_2CH_3 + H_2O \overset{H^+}{\rightleftharpoons} CH_3-\overset{\overset{\displaystyle O}{\|}}{C}-OH + CH_3CH_2-OH$$

$$CH_3-\overset{\overset{\displaystyle O}{\|}}{C}-O-CH_2CH_3 + NaOH = CH_3-\overset{\overset{\displaystyle O}{\|}}{C}-ONa + CH_3CH_2-OH$$

知识链接

药物中的酯

药物中的酯包括无机酸酯和大环内酯。

亚硝酸内戊酯和三硝酸甘油酯属于无机酸酯。亚硝酸内戊酯是血管扩张药，可缓解心绞痛症状；三硝酸甘油酯又称硝酸甘油，也有舒张血管的作用，可用作心绞痛的急救药物。

红霉素、麦迪霉素、螺旋霉素和阿奇霉素都属于大环内酯，它们的结构中含有内酯环，从十元环到六十元环都有。阿奇霉素是近年来开发生产的大环内酯类抗生素，是在红霉素的化学结构上修饰后得到的一种广谱抗生素，在抗感染药物中占有重要的地位。由于其良好的临床疗效，阿奇霉素成为大环内酯类抗生素中的佼佼者。除此之外，克拉霉素、罗红霉素和琥乙红霉素等大环内酯类抗生素也有不错的临床效果。

第二节 油 脂

油脂是油和脂肪的总称。通常把常温下呈液态的油脂称为油，如花生油、玉米油和大豆油等植物油脂；呈固态的油脂称为脂肪，如牛油、猪油和羊油等动物油脂。

油脂广泛存在于动植物体内，是生物维持生命活动不可缺少的物质，是动物体内主要的能源物质，对脂溶性维生素在体内的吸收起着十分重要的作用。

一、油脂的组成与结构

油脂是由甘油和三分子高级脂肪酸脱水生成的高级脂肪酸甘油酯，俗称甘油三酯。其结构通式如下：

$$
\begin{array}{l}
CH_2-O-\overset{\displaystyle O}{\overset{\|}{C}}-R_1 \\
CH-O-\overset{\displaystyle O}{\overset{\|}{C}}-R_2 \\
CH_2-O-\overset{\displaystyle O}{\overset{\|}{C}}-R_3
\end{array}
$$

R_1、R_2、R_3分别代表高级脂肪酸的烃基，它们相同时称为单甘油酯，不同时称为混甘油酯。天然油脂是混甘油酯的混合物。

组成油脂的高级脂肪酸种类较多，多数是含偶数碳原子的直链高级脂肪酸，其中以含16和18个碳原子的高级脂肪酸最为常见，有饱和的也有不饱和的。如表10-1所示。

表 10-1 常见油脂中的重要高级脂肪酸

种 类	化 学 名 称	结 构 简 式	俗 名
饱和脂肪酸	十六碳酸	$CH_3(CH_2)_{14}COOH$	软脂酸
	十八碳酸	$CH_3(CH_2)_{16}COOH$	硬脂酸
不饱和脂肪酸	9-十八碳烯酸	$CH_3(CH_2)_7CH=CH(CH_2)_7COOH$	油酸
	9,12-十八碳二烯酸	$CH_3(CH_2)_7CH=CHCH_2CH=CH(CH_2)_4COOH$	亚油酸
	9,12,15-十八碳三烯酸	$CH_3(CH_2CH=CH)_3(CH_2)_7COOH$	亚麻酸
	5,8,11,14-二十碳四烯酸	$CH_3(CH_2)_3(CH_2CH=CH)_4(CH_2)_3COOH$	花生四烯酸

含有较多的不饱和脂肪酸成分的油脂，常温下呈液态；含有较多的饱和脂肪酸成分的油脂，常温下呈固态。

多数高级脂肪酸在人体内都能合成，只有亚油酸、亚麻酸和花生四烯酸在体内不能合成，但又是营养上不可缺少的，必须由食物供给，所以称为必需脂肪酸。

二、油脂的性质

（一）物理性质

油脂比水轻，难溶于水，易溶于有机溶剂。纯净的油脂是无色、无臭、无味的。一般油脂因溶有维生素和色素,所以多有颜色和气味。天然油脂是混合物,无固定的熔点和沸点。

(二)化学性质

1. 水解反应

油脂和酯一样,在酸、碱或酶的作用下,能发生水解反应。一分子油脂完全水解可生成一分子甘油和三分子脂肪酸。

$$\begin{array}{l}CH_2-O-\overset{O}{\overset{\|}{C}}-R_1\\CH-O-\overset{O}{\overset{\|}{C}}-R_2\\CH_2-O-\overset{O}{\overset{\|}{C}}-R_3\end{array}+3H_2O\xrightarrow{酸/酶}\begin{array}{l}CH_2-OH\\CH-OH\\CH_2-OH\end{array}+\begin{array}{l}R_1-COOH\\R_2-COOH\\R_3-COOH\end{array}$$

油脂　　　　　　甘油　　　高级脂肪酸

油脂不完全水解时,可生成脂肪酸、甘油一酯和甘油二酯。

$$\begin{array}{l}CH_2-O-\overset{O}{\overset{\|}{C}}-R_1\\CH-OH\\CH_2-OH\end{array}\qquad\begin{array}{l}CH_2-O-\overset{O}{\overset{\|}{C}}-R_1\\CH-O-\overset{O}{\overset{\|}{C}}-R_2\\CH_2-OH\end{array}$$

甘油一酯　　　　　　甘油二酯

油脂在碱性条件下水解生成甘油和高级脂肪酸盐。例如:

$$\begin{array}{l}CH_2-O-\overset{O}{\overset{\|}{C}}-C_{17}H_{35}\\CH-O-\overset{O}{\overset{\|}{C}}-C_{17}H_{35}\\CH_2-O-\overset{O}{\overset{\|}{C}}-C_{17}H_{35}\end{array}+3NaOH\longrightarrow\begin{array}{l}CH_2-OH\\CH-OH\\CH_2-OH\end{array}+3C_{17}H_{35}-COONa$$

硬脂酸甘油酯　　　　　甘油　　　硬脂酸钠(肥皂)

高级脂肪酸盐通常称为肥皂,所以油脂在碱性条件下的水解反应又称皂化反应。由高级脂肪酸钠盐组成的肥皂称为钠肥皂,就是常用的普通肥皂。由高级脂肪酸钾盐组成的肥皂称为钾肥皂,就是医药上常用的软皂,由于对人体皮肤、黏膜刺激性小,临床上常用于灌肠。

2. 氢化

含有不饱和脂肪酸成分的油脂,其分子中存在双键,在一定条件下能与氢气发生加成反应。例如:

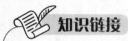

油酸甘油酯　　　　　　　　硬脂酸甘油酯

液态油通过加氢提高了饱和程度,转变成半固态或固态的脂肪,这一过程称为油脂的氢化,也叫油脂的硬化。由加氢得到的固态油脂,称为硬化油。硬化油不易被空气氧化变质,便于储存和运输。

3. 酸败

油脂在空气中放置过久,逐渐变质而产生难闻的气味,这种变化称为油脂的酸败。酸败的原因是油脂受光、热、水以及空气中的氧和微生物的作用,发生水解、氧化等反应,生成有挥发性、有臭味的低级醛、酮和脂肪酸的混合物。酸败的油脂不能食用。为了防止油脂酸败,须将油脂保存在低温、避光的密闭容器中。

🗒 知识链接

不饱和脂肪酸对人体的作用

不饱和脂肪酸存在于茶油、橄榄油、芥花籽油、红花籽油、葵花籽油、核桃油、花生油、玉米油和大豆油中。其中核桃油的不饱和脂肪酸高达 92% 以上。

不饱和脂肪酸根据双键个数的不同,分为单不饱和脂肪酸和多不饱和脂肪酸两种。食物脂肪中,单不饱和脂肪酸有油酸,多不饱和脂肪酸是亚油酸、亚麻酸、花生四烯酸等。人体不能合成亚油酸和亚麻酸,必须从膳食中补充。根据双键的位置及功能又将多不饱和脂肪酸分为 ω-6 系列和 ω-3 系列。亚油酸和花生四烯酸属 ω-6 系列,亚麻酸、DAH、EPA 属 ω-3 系列。

一、不饱和脂肪酸的生理功能

(1) 保持细胞膜的相对流动性,以保证细胞的正常生理功能。

(2) 使胆固醇酯化,降低血中胆固醇和甘油三酯的含量。

(3) 是合成人体内前列腺素和凝血恶烷的前驱物质。

(4) 降低血液黏稠度,改善血液微循环。

(5) 提高脑细胞的活性,增强记忆力和思维能力。

二、膳食中不饱和脂肪酸盈缺和健康

膳食中不饱和脂肪酸不足时,易产生下列病症。

(1) 血中低密度脂蛋白和低密度胆固醇增加,产生动脉粥样硬化,诱发心脑血管病。

(2) ω-3 不饱和脂肪酸是大脑和脑神经的重要营养成分,摄入不足将影响记忆力和思维能力,对婴幼儿将影响智力发育,对老年人将产生老年痴呆症。膳食中过多时,干扰人体对生长因子、细胞质、脂蛋白的合成,特别是 ω-6 不饱和脂肪酸过多将干扰人体对 ω-3 不饱和脂肪酸的利用,易诱发肿瘤。

小 结

一、酯

酯的通式及官能团	$R-\overset{\displaystyle O}{\overset{\|}{C}}-O-R'$ ，$-\overset{\displaystyle O}{\overset{\|}{C}}-O-$
命名："某酸某酯"	如：$CH_3-\overset{\displaystyle O}{\overset{\|}{C}}-O-CH_2CH_3$　乙酸乙酯
水解反应	$R-\overset{\displaystyle O}{\overset{\|}{C}}-O-R'+H_2O \underset{酯化}{\overset{水解}{\rightleftharpoons}} R-\overset{\displaystyle O}{\overset{\|}{C}}-OH+R'-OH$

二、油脂

油脂的结构通式

$$\begin{array}{l} CH_2-O-\overset{\displaystyle O}{\overset{\|}{C}}-R_1 \\ CH-O-\overset{\displaystyle O}{\overset{\|}{C}}-R_2 \\ CH_2-O-\overset{\displaystyle O}{\overset{\|}{C}}-R_3 \end{array}$$

皂化反应

$$\begin{array}{l} CH_2-O-\overset{\displaystyle O}{\overset{\|}{C}}-C_{17}H_{35} \\ CH-O-\overset{\displaystyle O}{\overset{\|}{C}}-C_{17}H_{35} \\ CH_2-O-\overset{\displaystyle O}{\overset{\|}{C}}-C_{17}H_{35} \end{array} +3NaOH \longrightarrow \begin{array}{l} CH_2-OH \\ CH-OH \\ CH_2-OH \end{array} + 3C_{17}H_{35}-COONa$$

能力检测

一、选择题（A1 型题）

（1）酯类的通式是（　　）。

A．$R-CO-R'$ B．$R-COOH$

C．$R-O-R'$ D．$R-COOR'$

（2）$CH_3CH_2CH_2OCOCH_3$ 的名称是（　　）。

A．丙酸乙酯 B．乙酸正丙酯

C．正丁酸甲酯 D．甲酸正丁酯

（3）下列叙述中，错误的是（　　）。

A. 油脂属于酯类   B. 油脂有固定的熔点

C. 油脂属于混合物   D. 油脂的氢化也叫油脂的硬化

(4) 关于油脂的叙述中,不正确的是(   )。

A. 油脂没有固定的熔点和沸点,所以油脂是混合物

B. 油脂是高级脂肪酸和甘油所生成的酯

C. 油脂是酯的一种

D. 油脂都不能使溴水褪色

(5) 加热油脂和氢氧化钠溶液的混合物生成甘油和高级脂肪酸钠,这个反应称为
(   )。

A. 皂化   B. 酯化   C. 氢化   D. 酸败

二、填空题

(1) 酯的重要化学性质是能发生_____反应,生成_____和_____。该反应是
_____反应的逆反应。

(2) 油脂是_____和_____的总称,常温下呈液态的称为_____,呈固态的称为
_____,两者都是由_____和_____生成的酯,前者比后者分子中含较多的
_____成分。

(3) 1 mol 油脂完全水解后能生成_____ mol 甘油和_____ mol 脂肪酸。

三、写出下列过程的化学反应方程式

(1) 乙酸甲酯在酸性条件下水解。

(2) 油酸甘油酯与氢氧化钠溶液共热。

■ 蔡玉萍 ■

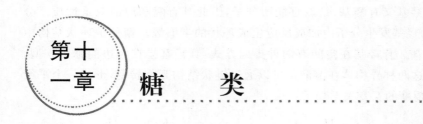

第十一章 糖 类

学习目标

掌握：糖类的概念和分类。
了解：葡萄糖的主要化学性质。
熟悉：常见单糖、双糖和多糖的用途。

糖类是广泛存在于自然界中的一类有机化合物，如葡萄糖、蔗糖、淀粉和纤维素。

糖类曾被称为碳水化合物，由 C、H、O 三种元素组成。从结构上看，糖类是多羟基醛、多羟基酮或它们的脱水缩合物。根据糖类能否水解以及水解的情况不同，可以分为单糖、低聚糖和多糖。不能水解的糖称为单糖；水解后生成 2～10 个单糖分子的糖称为低聚糖，低聚糖又称为寡糖；水解后生成许多个(10 个以上)单糖分子的糖称为多糖。

第一节 单 糖

一、单糖的分类与结构

单糖均为多羟基醛或多羟基酮。根据分子含有的醛基或酮基，单糖可分为醛糖和酮糖。根据分子中含有的碳原子的数目不同，单糖又可分为丙糖、丁糖、戊糖和己糖等。自然界中最广泛存在的葡萄糖是己醛糖。果糖在蜂蜜中含量最高，为己酮糖。与医学和日常生活关系最为密切的单糖有葡萄糖、果糖、核糖和脱氧核糖。

(一) 葡萄糖的结构

1. 葡萄糖的开链式结构

葡萄糖的分子式为 $C_6H_{12}O_6$，是五羟基己醛糖，结构式为

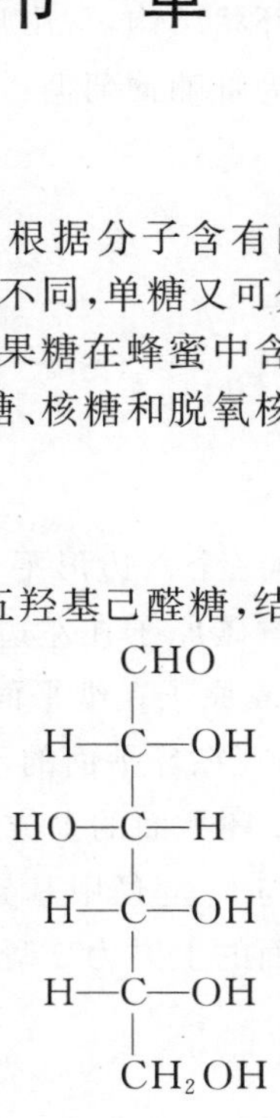

CHO
H—C—OH
HO—C—H
H—C—OH
H—C—OH
CH₂OH

2. 葡萄糖的氧环式结构

葡萄糖分子中既有羟基又有醛基,是双官能团分子,因此具有醛和醇的双重性质。分子中的醛基能与 C_5 上的羟基发生分子内加成反应生成环状的半缩醛。糖分子环状结构中的半缩醛羟基称为苷羟基。苷羟基在空间有两种排列方式,苷羟基排在右边的称为 α 型,排在左边的称为 β 型。这两种异构体在溶液中可以通过链状结构互相转变,形成一个平衡体系。α-葡萄糖与 β-葡萄糖的互变关系如下:

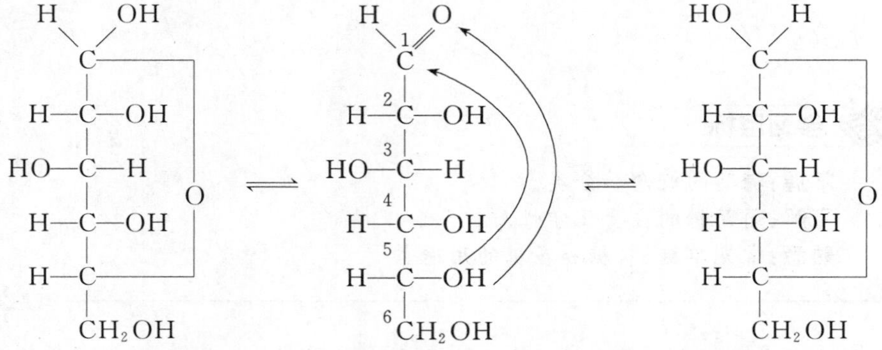

α-葡萄糖(37%)　　　　　开链式葡萄糖　　　　　β-葡萄糖(63%)

在葡萄糖的氧环式结构中,C_1 和 C_5 通过氧原子连接,所以把这个氧原子称为氧桥,与氧桥连接的键称为氧桥键。

3. 葡萄糖的哈沃斯式(Haworth)结构

在葡萄糖的环状结构中,碳原子不是直线排列,C_1 和 C_5 通过氧桥连接的键不可能那样长,为了更接近真实地表示葡萄糖的环状结构,常用哈沃斯式结构来表示其环状结构,因这种结构与六元环吡喃结构相似,故称为吡喃葡萄糖:

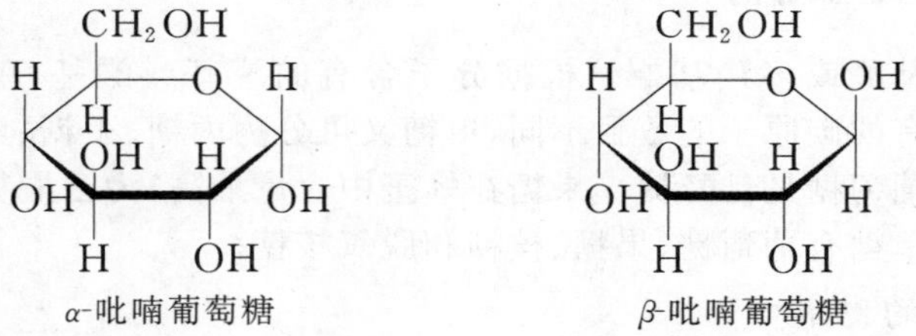

α-吡喃葡萄糖　　　　　　　　β-吡喃葡萄糖

哈沃斯式结构书写方法为先画出一个六边形平面,成环的碳原子可省略,但氧原子必须写出。其中 1 位碳原子在右边,4 位碳原子在左边。1、2、3、4 位碳原子之间的键均为粗线,表示在纸平面之前,5 位碳原子和氧原子在纸平面之后。如Ⅱ式,将Ⅰ式中除 C_5 上的基团外,位于碳链右边的原子或原子团,写在环平面的下方,位于碳链左边的原子或原子团写在环平面的上方。C_5 上的羟甲基写在环平面的上方,氢原子写在环平面的下方。如Ⅲ式。在葡萄糖的哈沃斯式结构中,苷羟基与 C_5 上羟甲基异侧的为 α 型,同侧的为 β 型。亦即苷羟基在环平面的下方为 α 型,在环平面的上方为 β 型。

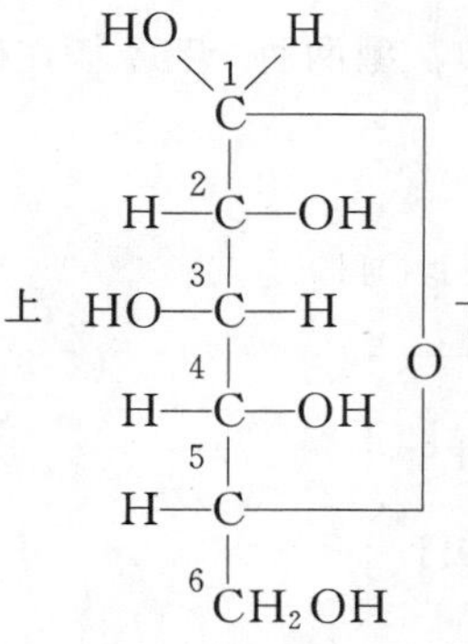

（Ⅰ） 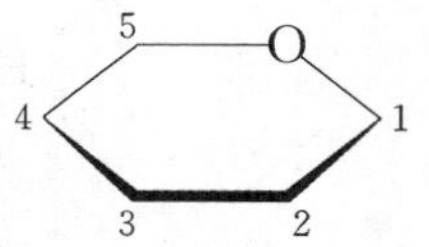   （Ⅱ） 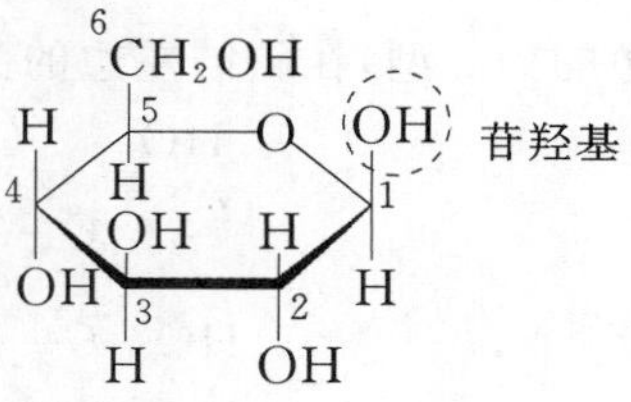   （Ⅲ）β-吡喃葡萄糖

苷羟基

知识链接

葡 萄 糖

葡萄糖是自然界分布最广且最为重要的一种单糖,它是一种多羟基醛。纯净的葡萄糖为无色晶体,有甜味但甜味不如蔗糖,易溶于水,微溶于乙醇,不溶于乙醚。水溶液旋光向右,故亦称"右旋糖"。葡萄糖在生物学领域具有重要地位,是活细胞的能量来源和新陈代谢中间产物。植物可通过光合作用产生葡萄糖。葡萄糖在糖果制造业和医药领域有着广泛应用。

（二）果糖的结构

1. 果糖的开链式结构

果糖的分子式为 $C_6H_{12}O_6$,属己酮糖,与葡萄糖互为同分异构体。

果糖开链式分子中 C_2 连有酮基,其余 5 个碳原子上各连有一个羟基,除 C_1 外,其余碳原子上羟基的空间位置与葡萄糖相同。

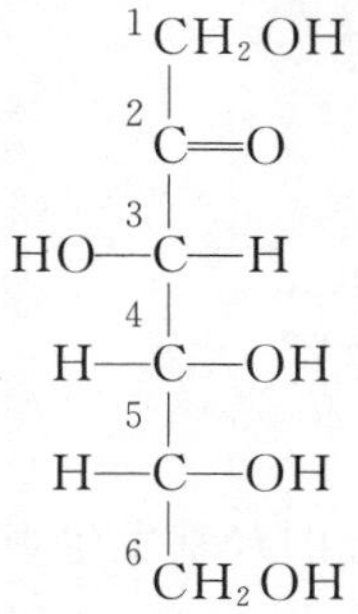

2. 果糖的氧环式结构

果糖以游离状态存在时,果糖分子中的酮基受两侧羟基的影响,使酮基活性提高,能与 C_5 或 C_6 上的羟基作用生成半缩酮。实验证明,果糖以游离状态存在时,其半缩酮以六元环

（吡喃型 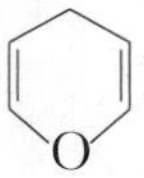 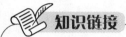）形式存在为主(约 80%);当果糖以结合状态(如蔗糖中)存在时,则半缩酮以

五元环(呋喃型 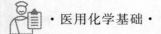)的形式存在。果糖的环状结构也有 α 型和 β 型两种,苷羟基在碳链右边的为 α 型,在碳链左边的为 β 型。

β-吡喃果糖　　　　　　β-呋喃果糖

3. 果糖的哈沃斯式结构

果糖的环状结构也可用哈沃斯式结构表示。C_2 上的苷羟基在环平面下方的为 α 型,在环平面上方的为 β 型。

α-吡喃果糖　　　　　　α-呋喃果糖

（三）核糖和脱氧核糖

核糖的分子式为 $C_5H_{10}O_5$,脱氧核糖的分子式为 $C_5H_{10}O_4$,它们都是戊醛糖。核糖脱去 C_2 上的氧原子即为脱氧核糖。

核糖　　　　　　脱氧核糖

核糖和脱氧核糖中的醛基与 C_4 上的羟基发生半缩醛反应,形成半缩醛羟基。

二、单糖的性质

单糖通常为结晶性固体,具有吸湿性,味甜,易溶于水,难溶于有机溶剂。

由于单糖分子中含有羰基和羟基,因而单糖具有羰基和羟基的化学性质,加上分子内羰基和羟基的相互影响,单糖又有其特殊性质。

（一）氧化反应

1. 与碱性弱氧化剂的反应

单糖都能与弱氧化剂如托伦试剂、斐林试剂和班氏（Benedict）试剂发生氧化反应，生成复杂的化合物。

$$单糖＋托伦试剂 \xrightarrow{\triangle} 复杂的氧化产物＋银 \downarrow$$

$$单糖＋斐林试剂或班氏试剂 \xrightarrow{\triangle} 复杂的氧化产物＋氧化亚铜 \downarrow$$

班氏试剂是由硫酸铜、碳酸钠和柠檬酸钠配制而成的碱性溶液，其主要成分是 Cu^{2+} 和柠檬酸根离子形成的配合物，它比斐林试剂稳定，使用方便。在临床检验中，常利用它来检验尿液中的葡萄糖，并根据产生砖红色的氧化亚铜（Cu_2O）沉淀的颜色深浅及多少来判断尿液中葡萄糖的含量。

凡是能被弱氧化剂氧化的糖称为还原性糖，反之称为非还原性糖。因为酮糖能在碱性溶液中异化成醛糖，从而被氧化，所以单糖都是还原性糖。

2. 醛糖与溴水的反应

醛糖能被酸性弱氧化剂氧化生成糖酸。例如葡萄糖与溴水反应生成葡萄糖酸，溴水的红棕色消失；而果糖与溴水无此现象。因此，可用溴水区分醛糖和酮糖。

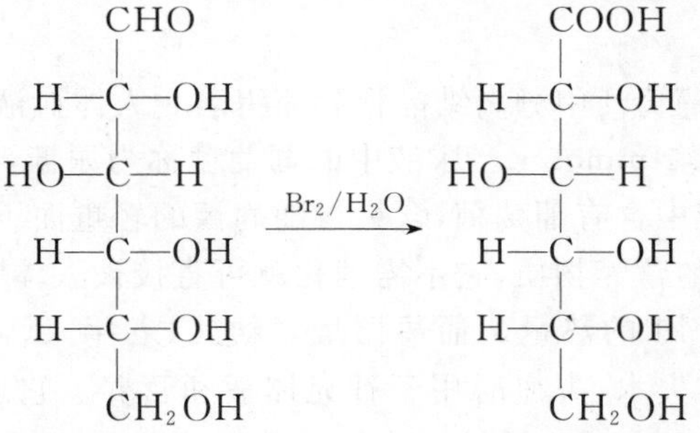

葡萄糖   葡萄糖酸

在人体的肝脏内，葡萄糖在酶的催化作用下被氧化成葡萄糖醛酸（葡萄糖末端上的羟甲基被氧化成羧基）。葡萄糖醛酸在肝脏中能和一些有毒物质如醇、酚和药物及内源性非营养物质如胆红素、类固醇激素的代谢产物发生反应，发生有效的生物转化，从而起到解毒和保护肝脏的作用。药物"肝泰乐"的有效成分就是葡萄糖醛酸。

（二）成酯反应

单糖分子中的羟基能与酸反应生成酯。人体内的葡萄糖在酶的作用下，可与磷酸反应生成葡萄糖-1-磷酸酯、葡萄糖-6-磷酸酯或葡萄糖-1,6-二磷酸酯，糖的成酯反应是糖代谢的中间步骤，在生命过程中具有重要作用。

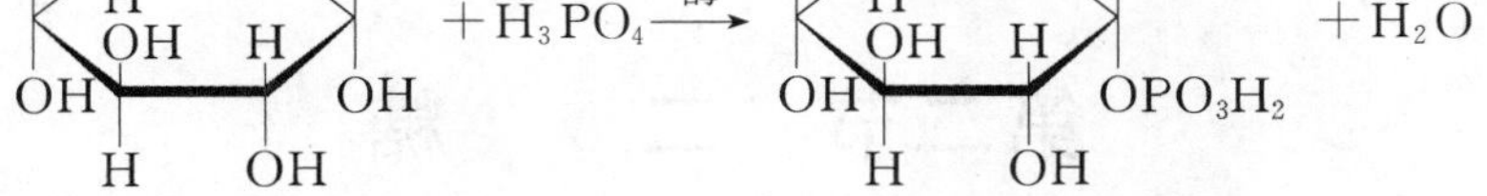

α-吡喃葡萄糖 α-吡喃葡萄糖-1-磷酸酯

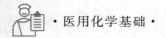

（三）成苷反应

单糖环状结构中的苷羟基比较活泼，能与另一含羟基的化合物（如醇或酚）作用，脱去一分子水，所生成的化合物称为糖苷（简称苷），此反应称为成苷反应。如葡萄糖与甲醇在干燥的 HCl 催化作用下，脱去一分子水生成葡萄糖甲苷。

$$\text{β-吡喃葡萄糖} + CH_3OH \xrightarrow{\text{干 HCl}} \text{β-吡喃葡萄糖甲苷} + H_2O$$

糖苷是由糖和非糖部分通过苷键连接而成的一类化合物。糖的部分称为糖苷基，非糖部分称为配糖基，糖苷基和配糖基之间由氧原子连接而成的键称为糖苷键（或苷键）。单糖形成糖苷后不再具有单糖的性质。

糖苷广泛存在于自然界，且大多数具有生物活性，是许多中草药的有效成分。

三、几种常见的单糖

1. 葡萄糖

葡萄糖因最初是从葡萄汁中分离结晶得到而得名。人体血液中的葡萄糖称为血糖，正常人血糖含量为 3.9～6.1 mmol/L。尿液中的葡萄糖称为尿糖，正常人尿液中几乎不含葡萄糖，糖尿病患者的尿液中含有葡萄糖，含糖量随病情的轻重而不同。

葡萄糖是人类重要的营养物质，它不需消化就可直接被人体吸收利用，1 mol 葡萄糖完全氧化可放出大约 2804 kJ 的热量。葡萄糖是婴幼儿、老年人、体弱病人和血糖过低的患者良好的营养品，在人体失水、失血时用于补充体液和营养。它还有强心、利尿、解毒的作用，50 g/L 的葡萄糖溶液是临床上输液时常用的等渗溶液。

2. 果糖

果糖是天然糖中最甜的糖。常以游离态存在于蜂蜜和水果中，以结合状态存在于蔗糖中。

3. 核糖和脱氧核糖

核糖是核糖核酸（RNA）的重要组成部分。脱氧核糖是脱氧核糖核酸（DNA）的重要组成部分。RNA 参与蛋白质和酶的生物合成过程，DNA 是传送遗传密码的要素。它们是生命现象中非常重要的物质。

4. 半乳糖

半乳糖也属于己醛糖，它与葡萄糖在结构上的区别是 C_4 上的羟基与 C_3 上的羟基在左侧。半乳糖与葡萄糖结合成乳糖存在于哺乳动物的乳汁中。半乳糖也是脑苷和神经节苷的组分，这两种苷存在于大脑和神经组织中。

第二节 二   糖

二糖也称为双糖，可以看成是由两分子单糖脱水缩合而成的糖，两个单糖分子通过糖苷键结合在一起。常见的双糖有麦芽糖、乳糖和蔗糖,它们的分子式均为 $C_{12}H_{22}O_{11}$,互为同分异构体。根据二糖性质的差异,可将其分为还原性糖和非还原性糖。

一、还原性二糖

还原性二糖可以看作是一分子单糖的苷羟基与另一分子单糖的醇羟基间脱水生成的二糖,分子中仍保留了一个苷羟基,能够通过互变生成开链糖,因而具有还原性,如麦芽糖和乳糖。

(一)麦芽糖

麦芽糖主要存在于麦芽中。纯净的麦芽糖为白色晶体,易溶于水,有甜味,甜度约为蔗糖的 70%,是饴糖的主要成分。

麦芽糖是由一分子 α-葡萄糖 C_1 上的苷羟基与另一分子 α-葡萄糖 C_4 上的醇羟基脱水,通过 α-1,4-苷键相连接而成的。其结构式为

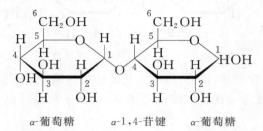

α-葡萄糖　　α-1,4-苷键　　α-葡萄糖

麦芽糖分子中仍有一个苷羟基,具有还原性,是还原性糖,能与托伦试剂、班氏试剂等弱氧化剂反应,能发生成苷反应和成酯反应。在酸或酶的作用下,一分子麦芽糖能水解生成两分子葡萄糖。

(二)乳糖

乳糖存在于哺乳动物的乳汁中。人乳中含 $6\%\sim7\%$,牛乳中含 $4\%\sim5\%$。纯净的乳糖是白色粉末,味不甚甜。因吸湿性小,在医药上用作片剂、散剂的矫味剂和填充剂。

乳糖是由一分子 β-半乳糖 C_1 上的苷羟基与另一分子 α-葡萄糖 C_4 上的醇羟基脱水,通过 β-1,4-苷键连接而成的。其结构式为

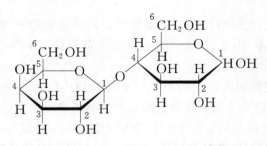

β-半乳糖　　β-1,4-苷键　　α-葡萄糖

乳糖分子中仍保留有一个苷羟基,具有还原性。在酸或酶的作用下,能水解生成一分子 β-半乳糖和一分子葡萄糖。

二、非还原性二糖

非还原性二糖是两个单糖分子都以苷羟基脱水形成的二糖,双糖分子中已没有苷羟基,不能通过互变生成开链糖,也就没有还原性,蔗糖为非还原性糖。

蔗糖广泛存在于植物中,尤其甘蔗或甜菜中含量最高。甜度仅次于果糖,主要用作食用糖,在医药上用作矫味剂和配制糖浆。把蔗糖加热变成褐色焦糖可用作饮料和食品的着色剂。生活中食用的白糖、红糖就是蔗糖。

蔗糖是由一分子 α-葡萄糖 C_1 上的苷羟基与一分子 β-果糖 C_2 上的苷羟基脱水,通过 α-1,2-苷键连接而成的。其结构式为

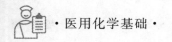

α-葡萄糖　　　　α-1,2-苷键　　　　β-果糖

蔗糖分子中已没有苷羟基,没有还原性,是非还原性糖。它不能发生成苷反应,也不能与托伦试剂、班氏试剂反应。在酸或酶的作用下,一分子蔗糖可以水解生成一分子葡萄糖和一分子果糖。

第三节　多　　糖

多糖是许多个单糖分子以苷键连接而成的高分子化合物。多糖在自然界中分布很广,是生物体的重要组成成分。常见的多糖有淀粉、糖原和纤维素等,它们都是由多个葡萄糖以苷键连接而成的化合物,可用通式 $(C_6H_{10}O_5)_n$ 表示。多糖通常为无定形固体,无甜味,大多不溶于水;多糖无还原性,属于非还原性糖;在酸或酶的作用下,多糖水解的最终产物是葡萄糖。

一、淀粉

淀粉是绿色植物光合作用的产物,是植物储存营养物质的一种形式,广泛存在于植物的种子和块茎里,在稻米、小麦、玉米及薯类食物中含量最为丰富,如大米中含淀粉 80%,小麦中含淀粉 70%。

天然淀粉由直链淀粉和支链淀粉组成。直链淀粉一般为由 250~300 个葡萄糖以 α-1,4-苷键连接而成的直链化合物。支链淀粉的相对分子质量比直链淀粉大,一般含有 6000~40000 个葡萄糖,主链由 α-1,4-苷键连接,支链则以 α-1,6-苷键与主链相连接。如以小圆圈表示葡萄糖单元,直链淀粉的结构如图 11-1 所示,支链淀粉的结构如图 11-2 所示。普通稻米中直链淀粉约占 17%,支链淀粉约占 83%;而糯米几乎全部是支链淀粉。绿豆中的淀粉全是直链淀粉,直链淀粉比支链淀粉容易消化。

直链淀粉又称可溶性淀粉,溶于热水后呈胶体溶液,与碘作用显深蓝色;支链淀粉与碘作用显蓝紫色。淀粉在酸或酶的作用下,能逐步水解生成一系列化合物。

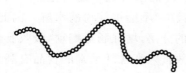

图 11-1　直链淀粉结构示意图

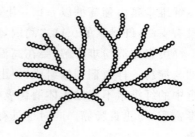

图 11-2　支链淀粉结构示意图

$$(C_6H_{10}O_5)_n \longrightarrow (C_6H_{10}O_5)_m \longrightarrow C_{12}H_{22}O_{11} \longrightarrow C_6H_{12}O_6 (n>m)$$

淀粉　　　　　　　糊精　　　　　　麦芽糖　　　　　葡萄糖

二、糖原

糖原是人和动物体内储存葡萄糖的一种形式,是葡萄糖在体内缩合而成的一种多糖,又称肝糖或动物淀粉,主要存在于肝脏和肌肉中,因此有肝糖原和肌糖原之分。

糖原的结构与支链淀粉相似,但支链更多、更稠密、相对分子质量更大。其结构如图 11-3所示。

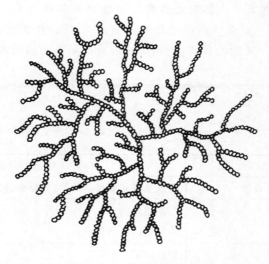

图 11-3　糖原结构示意图

糖原在人体代谢中对维持血糖浓度的相对稳定起着重要的调节作用。当血糖浓度增高时,在胰岛素的作用下,肝脏把多余的葡萄糖转变成糖原储存起来;当血糖浓度降低时,在体内胰高血糖素的作用下,肝糖原就分解为葡萄糖进入血液,以保持血糖浓度正常。肌糖原是肌肉收缩的主要能源。

三、纤维素

纤维素是自然界最丰富的高分子化合物,是绿色植物通过光合作用合成的,它是构成植物细胞壁的基础物质。木材中含纤维素 $50\% \sim 70\%$,棉花中含 90% 以上。蔬菜中也含有较多的纤维素。

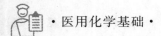

纤维素是由葡萄糖以 β-1,4-苷键连接而成的链状聚合物。其相对分子质量很大,结构中没有支链,纤维素的长链之间因氢键的作用而扭成绳索状。

纤维素比淀粉难水解,要在高温高压下与无机酸共热,才能水解成 β-葡萄糖。纤维素虽然与淀粉一样由葡萄糖组成,但由于是以 β-1,4-苷键连接的,不能被淀粉酶水解。因此,膳食中的纤维素不能被人体消化吸收,但它能促进消化液的分泌,增强肠道蠕动,吸收肠内有毒物质,防止直肠癌。同时也具有通便作用,防止便秘,故食入富含纤维素的食品有利于健康。

食草动物(如牛、羊、马等)主要以纤维素为食物,也能吃淀粉类食物。这是因为牛、羊、马等食草动物的胃,既能分泌出纤维素水解酶,也能分泌出淀粉水解酶,将纤维素、淀粉都水解成葡萄糖,所以纤维素、淀粉可作为食草动物的饲料。

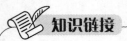知识链接

乳糖不耐症

乳糖不耐症是指人体不能分解并代谢乳糖(一种糖类,常见于牛奶及其他奶制品中),这是由于肠道内缺乏所需的乳糖酶,或者是由于乳糖酶的活性已减弱而造成的。据估计,全球约 75% 的成年人体内乳糖酶的活性有减弱的迹象。该症状发生的概率在北欧约为 5%,而在一些亚洲及非洲国家则超过 90%。简单地说,乳糖不耐症就是缺乏乳糖酶或其活性不足所造成的状况,这种酶是用来消化乳糖的。此类病症在亚洲及非洲很常见。

小 结

分类	知 识 点	知 识 内 容
单糖	单糖的结构及代表物	多羟基醛或多羟基酮;如葡萄糖、果糖、核糖和脱氧核糖等
	主要性质	①银镜反应; ②与班氏试剂反应
	葡萄糖的鉴别	班氏试剂
双糖	双糖的通式及代表物	$C_{12}H_{22}O_{11}$,蔗糖、麦芽糖和乳糖等
	主要化学性质(水解反应)	蔗糖水解成葡萄糖和果糖; 麦芽糖水解成葡萄糖; 乳糖水解成葡萄糖和半乳糖
多糖	多糖的通式及代表物	$(C_6H_{10}O_5)_n$,淀粉、糖原和纤维素等
	主要化学性质(水解反应)	淀粉水解成 α-葡萄糖; 糖原水解成 α-葡萄糖; 纤维素水解成 β-葡萄糖
	淀粉的鉴别	碘液

能力检测

一、选择题（A1 型题）

（1）下列说法正确的是（　　）。

A. 所有糖类都有甜味　　　　　　　B. 糖类含有 C、H、O 三种元素

C. 葡萄糖比蔗糖甜　　　　　　　　D. 所有糖类都能水解

（2）下列糖中最甜的糖是（　　）。

A. 葡萄糖　　　B. 蔗糖　　　C. 果糖　　　D. 核糖

（3）单糖不能发生的化学反应是（　　）。

A. 银镜反应　　　B. 成酯反应　　　C. 成苷反应　　　D. 水解反应

（4）下列糖中属于酮糖的是（　　）。

A. 葡萄糖　　　B. 果糖　　　C. 核糖　　　D. 半乳糖

（5）与葡萄糖互为同分异构体的是（　　）。

A. 果糖　　　B. 核糖　　　C. 麦芽糖　　　D. 乳糖

（6）临床上用于检验糖尿病患者尿中葡萄糖的试剂是（　　）。

A. 托伦试剂　　　B. 班氏试剂　　　C. Cu_2O　　　D. CuO

（7）下列物质中，能区别葡萄糖和果糖的是（　　）。

A. 班氏试剂　　　B. 托伦试剂　　　C. 溴水　　　D. 斐林试剂

（8）下列物质中，属于非还原性糖的是（　　）。

A. 葡萄糖　　　B. 果糖　　　C. 蔗糖　　　D. 核糖

（9）下列糖中不属于二糖的是（　　）。

A. 麦芽糖　　　B. 蔗糖　　　C. 乳糖　　　D. 果糖

（10）下列物质中，不能水解的是（　　）。

A. 乳糖　　　B. 淀粉　　　C. 半乳糖　　　D. 糖原

二、填空题

（1）根据能否水解以及水解的情况不同，糖类可分为_____、_____和_____。

（2）血液中的_____称为血糖，正常人体含量为_____。

（3）淀粉能与_____作用显蓝色。

三、鉴别下列各组物质

（1）葡萄糖和果糖

（2）淀粉和葡萄糖

章洛汗

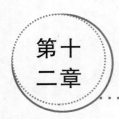

第十二章 氨基酸和蛋白质

蛋白质是生命的重要物质基础，是生物体内细胞的重要组成成分。一切生命活动都离不开蛋白质，如消化、呼吸、运动、生长、遗传和繁殖等。组成蛋白质的基本结构单位是氨基酸。因此，要认识蛋白质，首先必须了解氨基酸。

第一节 氨 基 酸

一、氨基酸的结构、分类和命名

（一）氨基酸的结构、分类

从结构上看，氨基酸是羧酸分子中烃基上的氢原子被氨基取代而生成的化合物，或者说，分子结构中既含有氨基又含有羧基的化合物称为氨基酸。例如：

$$CH_3-\underset{\underset{NH_2}{|}}{CH}-COOH \qquad \qquad \underset{\underset{NH_2}{|}}{\overset{CH_2-CH-COOH}{\bigcirc}}$$

丙氨酸   苯丙氨酸

羧基（—COOH）和氨基（—NH_2）是氨基酸的官能团，前者是酸性基团，后者是碱性基团。

氨基酸的种类很多。可以根据分子中烃基的结构不同，分为脂肪氨基酸、芳香氨基酸和杂环氨基酸；也可以根据分子中氨基和羧基的相对数目，分为一氨基一羧基（中性）氨基酸、一氨基二羧基（酸性）氨基酸和二氨基一羧基（碱性）氨基酸；还可以根据氨基与羧基的相对位置，分为 α-氨基酸、β-氨基酸、γ-氨基酸等。组成人体蛋白质的氨基酸都是 α-氨基酸。

（二）氨基酸的命名

氨基酸的系统命名法，以羧酸为母体，氨基为取代基，称为"氨基某酸"。常用希腊字母

α、β、γ 等标明氨基的位置。

氨基酸常按其来源和性质而采用俗名。如天门冬氨酸最初是从植物天门冬的幼苗中发现而得名,甘氨酸因其具有甜味而得名。

重要 α-氨基酸的名称、结构式、字母代号和等电点如表 12-1 所示。

表 12-1 重要 α-氨基酸

名　称	结　构　式	字母代号	等电点
甘氨酸(α-氨基乙酸)	CH_2-COOH | NH_2	G	5.97
丙氨酸(α-氨基丙酸)	$CH_3-CH-COOH$ | NH_2	A	6.00
*缬氨酸(α-氨基异戊酸)	CH_3 \\ $CH-CH-COOH$ / | CH_3　NH_2	V	5.96
*亮氨酸(α-氨基异己酸)	CH_3 \\ $CH-CH_2-CH-COOH$ / | CH_3　NH_2	L	6.02
*异亮氨酸(β-甲基-α-氨基戊酸)	$CH_3-CH_2-CH-CH-COOH$ |　| CH_3　NH_2	I	5.98
丝氨酸(β-羟基-α-氨基丙酸)	$CH_2-CH-COOH$ |　| OH　NH_2	S	5.68
*苏氨酸(β-羟基-α-氨基丁酸)	$CH_3-CH-CH-COOH$ |　| OH　NH_2	T	6.53
*蛋氨酸(γ-甲硫基-α-氨基丁酸)	$CH_3-S-CH_2-CH_2-CH-COOH$ | NH_2	M	5.74
半胱氨酸(β-巯基-α-氨基丙酸)	$CH_2-CH-COOH$ |　| SH　NH_2	C	5.07
天门冬氨酸(α-氨基丁二酸)	$HOOC-CH_2-CH-COOH$ | NH_2	D	2.77
谷氨酸(α-氨基戊二酸)	$HOOC-CH_2-CH_2-CH-COOH$ | NH_2	E	3.22
*赖氨酸(α,ε-二氨基己酸)	$CH_2-(CH_2)_3-CH-COOH$ |　| NH_2　NH_2	K	9.74

续表

名　　称	结　构　式	字母代号	等电点
精氨酸(δ-胍基-α-氨基戊酸)	$H_2N-\underset{\underset{NH}{\parallel}}{C}-NH-(CH_2)_3-\underset{\underset{NH_2}{\mid}}{CH}-COOH$	R	10.76
*苯丙氨酸(β-苯基-α-氨基丙酸)	$\text{苯环}-CH_2-\underset{\underset{NH_2}{\mid}}{CH}-COOH$	F	5.48
酪氨酸(β-对羟苯基-α-氨基丙酸)	$HO-\text{苯环}-CH_2-\underset{\underset{NH_2}{\mid}}{CH}-COOH$	Y	5.66
脯氨酸(α-吡咯烷甲酸)	吡咯烷-COOH	P	6.30
色氨酸(β-3-吲哚-α-氨基丙酸)	吲哚-$CH_2-\underset{\underset{NH_2}{\mid}}{CH}-COOH$	W	5.89

标有 * 号的为必需氨基酸,即在人体内不能合成,必须由食物供给的氨基酸

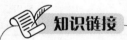 **知识链接**

赖氨酸——人体第一必需氨基酸

赖氨酸是人体必需氨基酸的一种,是一种不可缺少的营养物质。在合成蛋白质的各种氨基酸中,赖氨酸是最重要的一种,少了它,其他氨基酸就受到限制或得不到利用,科学家称它为人体第一必需氨基酸。

近年来,科学家还发现,赖氨酸是控制人体生长的重要物质抑长素(somatotation,ss)中最重要的,也是最必需的成分,对人的中枢神经和周围神经系统都起着重要作用。赖氨酸是帮助其他营养物质被人体充分吸收和利用的关键物质,人体只有补充了足够的食品赖氨酸才能提高食物蛋白质的吸收和利用,有效地解决营养吸收问题,达到均衡营养,促进生长发育。其作用如下:

(1) 提高智力,促进生长,增强体质。

(2) 增进食欲,改善营养不良状况。

(3) 缓解失眠,提高记忆力。

(4) 帮助产生抗体、激素和酶,提高免疫力,增加血红蛋白。

(5) 帮助钙的吸收,治疗骨质疏松症。

(6) 降低血中甘油三酯的水平,预防心脑血管疾病的产生。

一般富有蛋白质的食物都含有赖氨酸,如肉类、乳制品和豆类。黄豆、山药、银杏、大枣、芝麻、蜂蜜、葡萄、莲子等,含的赖氨酸比较多。

二、氨基酸的性质

（一）氨基酸的物理性质

α-氨基酸都是无色晶体,熔点较高,多在 $200 \sim 300$ ℃,熔化时易分解并放出 CO_2 气体。一般能溶于水,难溶于酒精、乙醚等有机溶剂,都能溶于强酸或强碱。

（二）氨基酸的化学性质

由于氨基酸分子中含有氨基和羧基,故具有氨基和羧基的典型性质。因两种官能团的相互影响,又有一些特殊的性质。

1. 两性电离和等电点

氨基酸分子中含有酸性的羧基和碱性的氨基,是两性化合物。氨基酸溶于水时,能发生酸式电离和碱式电离。

酸式电离:

$$R-\underset{\underset{NH_2}{|}}{CH}-COOH \rightleftharpoons R-\underset{\underset{NH_2}{|}}{CH}-COO^- + H^+$$

碱式电离:

$$R-\underset{\underset{NH_2}{|}}{CH}-COOH \underset{-H_2O}{\overset{+H_2O}{\rightleftharpoons}} R-\underset{\underset{NH_3^+}{|}}{CH}-COOH + OH^-$$

所以氨基酸既能与酸作用,又能与碱作用生成盐。例如:

$$R-\underset{\underset{NH_2}{|}}{CH}-COOH + HCl \longrightarrow R-\underset{\underset{NH_3^+Cl^-}{|}}{CH}-COOH$$

$$R-\underset{\underset{NH_2}{|}}{CH}-COOH + NaOH \longrightarrow R-\underset{\underset{NH_2}{|}}{CH}-COONa + H_2O$$

在同一个氨基酸分子中,氨基能接受羧基上电离出的 H^+,而使分子成为带有正电荷和负电荷的两性离子,这种两性离子相当于氨基酸分子内部中和而形成的盐,故又称内盐。

$$R-\underset{\underset{NH_2}{|}}{CH}-COOH \rightleftharpoons R-\underset{\underset{NH_3^+}{|}}{CH}-COO^-$$

两性离子的净电荷为零,处于等电状态,在电场中不向任何一极移动,这时溶液的 pH 值称为氨基酸的等电点,用 pI 表示。由于各种氨基酸的组成和结构不同,因此它们的等电点不同。一些重要的氨基酸的等电点见表 12-1。

酸性氨基酸的等电点都小于 7,碱性氨基酸的等电点都大于 7,中性氨基酸的等电点小于 7,因为羧基的酸式电离程度略大于氨基的碱式电离程度。

氨基酸在酸、碱性溶液中的变化,可表示如下:

$$R-\underset{\underset{NH_2}{|}}{CH}-COOH$$

$$\Updownarrow$$

$$R-\underset{\underset{NH_2}{|}}{CH}-COO^- \underset{OH^-}{\overset{H^+}{\rightleftharpoons}} R-\underset{\underset{NH_3^+}{|}}{CH}-COO^- \underset{OH^-}{\overset{H^+}{\rightleftharpoons}} R-\underset{\underset{NH_3^+}{|}}{CH}-COOH$$

阴离子　　　　　　　　两性离子　　　　　　　　阳离子
溶液pH＞pI　　　　　溶液pH＝pI　　　　　溶液pH＜pI

在等电点时,氨基酸主要以两性离子形式存在,此时氨基酸的溶解度、黏度和吸水性都最小。溶解度最小,最易从溶液中析出。因此利用调节等电点的方法,可以分离提纯某些氨基酸。

2. 成肽反应

两个 α-氨基酸分子在适当条件下加热时,一分子氨基酸的羧基与另一分子氨基酸的氨基之间脱去一分子水,生成二肽。

$$NH_2-\underset{\underset{R}{|}}{CH}-\overset{\overset{O}{||}}{C}-OH + H-\underset{\underset{R}{|}}{\overset{\overset{H}{|}}{N}}-CH-COOH \xrightarrow[\triangle]{-H_2O} R-\underset{\underset{NH_2}{|}}{CH}-\overset{\overset{O}{||}}{C}-\overset{\overset{H}{|}}{N}-\underset{\underset{R}{|}}{CH}-COOH$$

二肽分子中的酰胺键(—CONH—),是氨基酸分子间脱水缩合而成的,称为肽键。二肽还可以和其他氨基酸分子脱水以肽键结合,生成三肽。以此类推,可以生成四肽、五肽……许多不同的氨基酸分子通过多个肽键连接起来,形成长链状的多肽。

$$NH_2-\underset{\underset{R_1}{|}}{CH}-\overset{\overset{O}{||}}{C}-\overset{\overset{H}{|}}{N}-\underset{\underset{R_2}{|}}{CH}-\overset{\overset{O}{||}}{C}-\overset{\overset{H}{|}}{N}-\underset{\underset{R_3}{|}}{CH}-\overset{\overset{O}{||}}{C}\cdots\cdots-\overset{\overset{H}{|}}{N}-\underset{\underset{R_n}{|}}{CH}-COOH$$

由此可知,肽是由两个或两个以上氨基酸分子脱水后以肽键连接而成的化合物。肽链中每个氨基酸单位通常叫做氨基酸残基。肽链的一端具有未结合的氨基,叫作 N 端,通常写在左边;链的另一端有未结合的羧基,叫作 C 端,通常写在右边。

由于氨基酸的组合和排列方式不同,因此由几个不同的氨基酸可以生成多种不同的肽。例如,由甘氨酸和丙氨酸生成的二肽有以下两种:

$$H_2N-CH_2-\overset{\overset{O}{||}}{C}-\overset{\overset{H}{|}}{N}-\underset{\underset{CH_3}{|}}{CH}-COOH \qquad H_2N-\underset{\underset{CH_3}{|}}{CH}-\overset{\overset{O}{||}}{C}-\overset{\overset{H}{|}}{N}-CH_2-COOH$$

甘氨酰丙氨酸(甘·丙)　　　　　　　　丙氨酰甘氨酸(丙·甘)

同理,由 3 种不同的氨基酸可形成 6 种不同的三肽,由 4 种不同的氨基酸可形成 24 种不同的四肽。所以,由多种氨基酸按不同的排列顺序以肽键相互结合,可以形成许许多多不同的多肽链。相对分子质量在 6000 以上的多肽称为蛋白质。

第二节　蛋　白　质

一、蛋白质的组成和结构

(一)组成

组成蛋白质的主要元素有碳、氢、氧和氮 4 种,大多数蛋白质含有硫元素,有些蛋白质还含有磷、铁、碘、锰、锌等元素。动物蛋白质中主要元素的大致含量如下：C 占 $50\%\sim55\%$；N 占 $9\%\sim13\%$；H 占 $6.0\%\sim7.3\%$；O 占 $19\%\sim24\%$；S 占 $0\%\sim4\%$ 。

多数蛋白质的含氮量相当接近，平均约为 16%。因此，通常生物组织每含 $1\,g$ 氮，大约相当于 $100/16 = 6.25\,g$ 的蛋白质，此商数称为蛋白质系数。化学分析时，只要测出生物样品中的含氮量，就可以推算出样品中蛋白质的大致含量。

（二）结构

蛋白质分子的多肽链中 α-氨基酸的排列顺序称为蛋白质的一级结构，如图 12-1(a)所示。其中肽键为主键。

多肽链间借助氢键以螺旋方式卷曲盘旋而成的空间结构，称为蛋白质的二级结构，如图 12-1(b)所示。氢键在维持和固定蛋白质的二级结构中起着重要作用。此外，还以其他化学键如离子键、二硫键（—S—S—）、酯键 $\left[\begin{matrix} O \\ \| \\ -C-O- \end{matrix}\right]$ 等，按照一定的方式进一步折叠盘曲，形成更复杂的三级、四级空间结构。维系蛋白质的二级、三级和四级空间结构的氢键、离子键、二硫键、酯键等为副键。

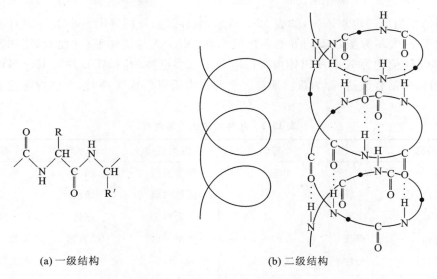

(a) 一级结构　　　　　　　　(b) 二级结构

图 12-1　蛋白质的一、二级结构

组成蛋白质的氨基酸只有 20 多种，但由于蛋白质中所含氨基酸的种类、数目不同，氨基酸排列的顺序和方式又多种多样，多肽链盘曲折叠的情况不一，所以自然界就存在着种类繁多的、具有各种特殊生理功能的蛋白质。

二、蛋白质的性质

蛋白质是由氨基酸组成的结构复杂的高分子化合物，某些性质与氨基酸相似，如两性电离等。也有些性质与氨基酸不同，如盐析、水解、变性等。

（一）两性电离和等电点

蛋白质的多肽链中仍有游离的氨基和羧基，因此蛋白质也具有两性电离的性质，既可

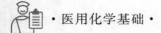

与酸又可与碱作用生成盐。

蛋白质在水溶液中以两性离子状态存在时溶液的 pH 值,称为该蛋白质的等电点(pI)。

如果以 $H_2N—P—COOH$ 代表蛋白质分子,则它在酸性、碱性溶液中的电离情况可表示如下:

$$
\begin{array}{ccccc}
 & & \overset{\displaystyle NH_2}{\underset{\displaystyle COOH}{P}} & & \\
 & & \Updownarrow & & \\
\overset{\displaystyle NH_2}{\underset{\displaystyle COO^-}{P}} & \underset{OH^-}{\overset{H^+}{\rightleftharpoons}} & \overset{\displaystyle NH_3^+}{\underset{\displaystyle COO^-}{P}} & \underset{OH^-}{\overset{H^+}{\rightleftharpoons}} & \overset{\displaystyle NH_3^+}{\underset{\displaystyle COOH}{P}} \\
\text{阴离子} & & \text{两性离子} & & \text{阳离子} \\
\text{溶液pH}>\text{pI} & & \text{溶液pH}=\text{pI} & & \text{溶液pH}<\text{pI}
\end{array}
$$

不同的蛋白质等电点不同,如表 12-2 所示,酸性蛋白质的等电点小于 7,碱性蛋白质的等电点大于 7,大多数蛋白质的等电点接近 5.0。由于人体的体液(如血液、组织液及细胞内液等)的 pH 值约为 7.4,所以体内蛋白质分子大多电离为阴离子,并与 K^+、Na^+、Ca^{2+}、Mg^{2+} 等阳离子结合成盐,称为蛋白质盐。它与蛋白质可组成缓冲对,在体内起重要的缓冲作用。

表 12-2　几种蛋白质的等电点

蛋白质名称	来　源	等电点	蛋白质名称	来　源	等电点
白明胶	动物皮	4.8~4.85	肌凝蛋白	肌肉	6.2~6.6
乳清蛋白	牛乳	5.12	胰蛋白酶	胰液	5.0
酪蛋白	牛乳	4.6	胃蛋白酶	猪胃	2.75
卵清蛋白	鸡蛋	4.84~4.90	鱼精蛋白	鲑鱼精	12.0~12.4
血清清蛋白	马血	4.88	丝蛋白	蚕丝	2.0~2.4
血清球蛋白	马血	5.4~5.5	麦胶蛋白	小麦	6.5
肌球蛋白	肌肉	7.0	乳球蛋白	牛乳	4.5~5.5

在等电点时,蛋白质的黏度、渗透压等最小,溶解度也最小,容易从溶液中析出。

在非等电点状态时,蛋白质以阳离子或阴离子的形式存在,在电场中可作定向移动,产生电泳现象。在多种蛋白质的混合溶液中,由于各种蛋白质的等电点不同,相对分子质量大小不同,所以在同一 pH 值及同一电场强度中,它们的电泳速度不同。根据这一原理,可利用电泳法使混合的蛋白质分离。目前,在临床检验诊断上已广泛应用电泳法分离血清中的蛋白质。

（二）盐析

蛋白质溶于水形成稳定的高分子化合物溶液。稳定的主要因素有两个:一是蛋白质溶液不在等电点时,蛋白质离子都带有相同的电荷,互相排斥,难以聚沉,从而使蛋白质溶液保持稳定;二是蛋白质分子表面能形成一层很厚的水化膜,能阻止蛋白质分子间的聚集,所以蛋白质分子能稳定地分散在水中,形成稳定的高分子化合物溶液。

如果在蛋白质溶液中加入大量的某些无机盐如$(NH_4)_2SO_4$、Na_2SO_4等,使蛋白质分子相互聚集,从溶液中析出沉淀,这种现象称为盐析。这是由于盐的离子结合水的能力比蛋白质强,从而破坏了蛋白质的水化膜,同时盐的离子又能中和蛋白质所带的电荷,结果使蛋白质分子失去稳定因素而从溶液中析出沉淀。

盐析时所需盐的最小量称为盐析浓度。使不同蛋白质发生盐析所需盐的浓度不同。例如:球蛋白在半饱和的$(NH_4)_2SO_4$溶液中即可析出,而白蛋白却要在饱和的$(NH_4)_2SO_4$溶液中才能析出。因此,可利用逐渐增大盐溶液浓度的方法,使不同蛋白质从溶液中分段析出,从而得以分离。这种操作方法称为分段盐析。在临床检验上,利用分段盐析可以测定血清白蛋白和球蛋白的含量,借以帮助诊断某些疾病。

盐析所得的蛋白质,性质并未改变,加水可重新溶解。因此,盐析是一个可逆过程。

(三) 变性

蛋白质在某些物理和化学因素(如加热、高压、超声波、紫外线、X射线、强酸、强碱、重金属盐、乙醇、苯酚等)影响下,空间结构发生改变,使其理化性质和生物活性随之改变的作用,称为蛋白质的变性。变性后的蛋白质称为变性蛋白质。例如:煮鸡蛋和卤水点豆腐,有机体不耐高温,重金属盐会使机体中毒等,都是蛋白质变性的缘故。

蛋白质变性后,溶解度减小,容易凝固沉淀,不能重新溶解于水中。此外变性后的蛋白质易被蛋白酶水解,因而食物煮熟后所含的蛋白质较易被消化。具有生物活性的蛋白质(如酶、激素、抗体等)经变性后失去原有的活性。

蛋白质变性的性质,广泛地应用于医学实践中。如用加热、高压、紫外线照射或乙醇等进行消毒灭菌,就是由于受理化因素的影响,细菌蛋白质变性凝固而死亡;医学上用放射性核素治疗癌肿,就是利用放射线使癌细胞变性而被破坏;对重金属盐中毒者急救时,可口服大量生鸡蛋清、牛奶或豆浆等,使重金属盐与之结合生成不溶的变性蛋白质,以减少机体对重金属离子的吸收;临床检验还利用蛋白质受热凝固的性质,来检验尿液中的蛋白质。

(四) 水解

蛋白质在酸、碱的水溶液中或在酶的催化下,能水解为相对分子质量较小的化合物。其水解过程如下:

蛋白质→胨(初解蛋白质)→胨(消化蛋白质)→多肽→二肽→α-氨基酸

食入的蛋白质,在酶的催化作用下水解成各种α-氨基酸后,才能被人体吸收,然后在体内重新合成人体所需的蛋白质。

(五) 显色反应

1. 缩二脲反应

【演示实验12-1】 在一支试管里加入2 mL鸡蛋白溶液和1 mL 100 g/L NaOH溶液,摇匀,再滴入3滴10 g/L $CuSO_4$溶液,观察颜色变化。

实验结果表明,溶液显紫色或紫红色。这是因为蛋白质分子中含有许多肽键。物质在强碱性溶液中与稀硫酸铜溶液作用呈紫色或紫红色的反应称为缩二脲反应。医学上利用

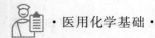

这个反应来测定血清蛋白质的总量及其中白蛋白和球蛋白的含量。

2. 黄蛋白反应

【演示实验 12-2】 在盛有 2 mL 鸡蛋白溶液的试管里,滴入几滴浓硝酸,微热,观察发生的现象。

实验结果表明,鸡蛋白溶液遇浓硝酸颜色变黄。含苯环结构的蛋白质遇浓硝酸立即变成黄色,再加氨水后变为橙色,这个反应称为黄蛋白反应。

三、蛋白质的分类

按化学组成不同,蛋白质可分为单纯蛋白质和结合蛋白质两大类。

(一)单纯蛋白质

只由 α-氨基酸组成的蛋白质,称为单纯蛋白质,如血清白蛋白和血清球蛋白。

(二)结合蛋白质

由单纯蛋白质和非蛋白质两部分结合而成的蛋白质,称为结合蛋白质,如核蛋白、糖蛋白和血红蛋白等。

小 结

一、氨基酸

结构	官能团:—NH_2、—COOH	
分类	脂肪氨基酸、芳香氨基酸和杂环氨基酸	
	中性氨基酸、酸性氨基酸和碱性氨基酸	
	α-氨基酸、β-氨基酸、γ-氨基酸等	
命名	俗名、系统命名(氨基某酸)	
性质	物理性质	α-氨基酸都是无色晶体,熔点较高,一般能溶于水,难溶于有机溶剂
	化学性质	两性电离和等电点;成肽反应

二、蛋白质

组成元素	组成元素:主要有 C、H、O、N,大多数含有 S,有些含有 P、Fe、I、Mn、Zn 等
结构	一级结构(主键——肽键);二级、三级、四级结构——空间结构(副键)
性质	两性电离和等电点;盐析;变性;水解;显色反应
分类	单纯蛋白质和结合蛋白质

能力检测

一、选择题(A1 型题)

(1)组成蛋白质的氨基酸中,人体必需氨基酸有( )。

A. 6 种   B. 7 种   C. 8 种   D. 9 种

(2) 已知谷氨酸的 pI＝3.22,它在水中的主要存在形式为(　　　)。

A. 阴离子   B. 阳离子   C. 两性离子   D. 分子

(3) 在多肽链中,氨基酸相互连接的主键是(　　　)。

A. 离子键   B. 肽键   C. 氢键   D. 二硫键

(4) 临床上检验患者尿中的蛋白质是利用蛋白质受热凝固的性质,这属于蛋白质的(　　　)。

A. 显色反应   B. 水解   C. 盐析   D. 变性

(5) 重金属盐中毒时,应急措施是立即服用大量的(　　　)。

A. 生理盐水   B. 冷水   C. 鸡蛋清   D. 食醋

二、填空题

(1) 氨基酸分子中,既含有酸性的_____基,又含有碱性的_____基,因而氨基酸是_____化合物。

(2) 当氨基酸在水溶液中主要以_____离子形式存在时,溶液的_____,称为该氨基酸的等电点,符号_____。

(3) 当溶液的 pI＜pH 时,氨基酸主要以_____离子形式存在;当溶液的 pI＞pH 时,氨基酸主要以_____离子形式存在;当溶液的 pI＝pH 时,氨基酸主要以_____离子形式存在,这时,氨基酸的_____最小,容易从溶液中析出。

(4) 蛋白质分子的多肽链中_____的排列顺序称为蛋白质的_____结构。

(5) 人体的血液 pH 值约为 7.4,大多数蛋白质的等电点接近 5.0。所以大多数蛋白质在血液中以_____离子形式存在,并与_____等阳离子结合成盐,称为蛋白质盐。它与_____可组成缓冲对,在体内起重要的缓冲作用。

(6) 蛋白质溶液稳定的主要因素有两个:一是蛋白质溶液不在等电点时,蛋白质离子都带有_____,互相_____;二是蛋白质分子表面能形成_____。

(7) 蛋白质在酸或酶的作用下水解生成_____、_____、_____、_____,最终得到_____。

三、简答题

(1) 写出下列化合物的结构简式。

甘氨酸   丙氨酸   苯丙氨酸

(2) 写出下列反应的化学方程式。

①甘氨酸与氢氧化钠的反应   ②丙氨酸与盐酸的反应

③生成甘丙二肽的反应

(3) 用化学方法区别丙氨酸、蛋白质和葡萄糖。

■ 蔡玉萍 ■

化学实验基本知识

化学是一门以实验为基础的自然科学,是医学教育重要的基础课程。化学研究的主要手段和方法是化学实验,所以,学习化学离不开实验,必须掌握化学实验的基本方法及其基本知识。

一、实验要求及安全常识

(一)实验要求

(1)实验前要认真预习,明确实验目的,理解实验原理,熟悉实验内容、步骤、方法和注意事项,根据已有的理论知识,预计实验结果,书写预习报告。并利用课前时间准备实验用品。

(2)实验中要自觉遵守实验规则,注意实验安全。做到认真操作,细致观察,深入思考,积极讨论,尊重事实,准确记录,养成良好的实验习惯和严谨的科学作风。

(3)实验后认真总结,完成实验报告。实验报告要做到简明扼要,书写规范,结果真实,结论明确。

(二)实验室注意事项

(1)遵守实验室各项规章制度,尊重教师的指导和实验室工作人员的职权和劳动。

(2)必须了解危险化学药品存放和使用时的注意事项,意外事故的紧急处理方法。

(3)实验前充分预习,了解所用化学药品的性能及危害。对有可能发生危险的实验,在操作时要戴防护面罩或防护眼镜。

(4)实验必须按正确的方法进行,注意安全,保持实验室空气流通、环境整洁和水槽干净。废纸屑、火柴梗等放入垃圾箱,废液倒入废液缸。

(5)注意节约用水、电、试剂。试剂应按规定用量取用,取用试剂后,应立即盖上瓶塞,自瓶中取出试剂后不应将试剂倒回原瓶中,公用试剂用完后应立即放回原处。

(6)实验时保持台面、地面清洁,实验完毕整理好实验室,经实验老师检查合格后方可离开。

(7)要熟悉灭火器等安全用具的放置地点和使用方法,掌握一般事故的处理方法。

(三)实验室安全常识

化学药品中,有许多是易燃、易爆、有毒或有腐蚀性的,所以在实验前应该充分了解实验中的使用安全,在实验过程中严格遵守操作规程,避免事故的发生,确保实验正常进行。

(1)使用易燃、易爆的试剂一定要远离火源,操作时严格遵守操作规程。

（2）凡是有毒、有刺激性物质的反应,均应在通风橱内进行。

（3）加热液体的操作要十分小心,不能俯视加热的液体,加热的试管口更不能对着自己或别人,以避免液体溅出,发生事故。

（4）不允许随意混合各类化学试剂,禁止品尝试剂的味道。

（5）不能直接对着容器口闻气体的味道,可用手扇闻。

（6）浓酸、浓碱具有强的腐蚀性,使用时切勿溅在身上或衣服上。

（7）稀释浓硫酸时应将酸慢慢注入水中并不断地搅拌,切勿把水加到浓硫酸里,以免溅出烧伤。

（8）使用酒精灯时,应随用随点,不用时则盖上灯帽,不要用点燃的酒精灯去点燃别的酒精灯,以免酒精溢出引发火灾。

（9）实验结束后必须检查水、电、门窗等是否关闭。实验室内的一切物品不得带离实验室。

（10）实验室内严禁饮食、吸烟,实验完毕应洗净双手后才能离开实验室。

二、化学实验室常用仪器介绍

化学实验室常用仪器见下表所示。

实验仪器	一般用途	注意事项
试管	①盛放少量固体或液体; ②在常温或加热时,用作少量物质的反应容器	①可直接加热,加热时外壁要擦干,用试管夹夹住或用铁夹固定在铁架台上; ②加热固体时,试管口略向下倾斜,固体平铺在试管底部,先使试管均匀受热,再集中加热; ③盛取液体时体积不超过其容积的 $1/3$; ④加热后不能骤冷,防止炸裂
试管夹	用于夹持试管	①夹持试管时,试管夹应从试管底部套入,夹于距试管口 $2\sim3$ cm 处; ②防止烧损和腐蚀
玻璃棒	①用于搅拌; ②过滤,转移液体时引流; ③蘸取少量固体或液体	①搅拌时不要太用力,以免搅破; ②搅拌不要碰撞容器壁
烧杯	①配制溶液; ②可用作较多量涉及液体物质的反应容器	①加热时放置在石棉网上,使受热均匀; ②加热液体时,液体量不超过容积的 $1/2$; ③溶解时要用玻璃棒搅拌
烧瓶	①用作较多液体参加的反应容器; ②装配气体发生装置	①平底烧瓶一般不作加热仪器; ②圆底烧瓶加热时要垫石棉网,并固定在铁架台上,防止骤冷

实验仪器	一般用途	注意事项
集气瓶	①收集或储存少量气体；②进行有关气体的化学反应	①不能用于加热,如果物质与气体是放热反应,集气瓶内应放点水或铺一层砂
表面皿	用于覆盖烧杯、漏斗等器皿	①不能用火直接加热；②不能作蒸发皿用；③直径要略大于所盖容器
蒸发皿	用于蒸发溶剂,浓缩溶液	①加热后不能骤冷,防止破裂；②蒸发溶液时不能超过容积的2/3,加热过程中要不断用玻璃棒搅拌；③在蒸发、结晶过程中不可完全蒸干
酒精灯	用于加热	①不能在燃着酒精灯时添加酒精,酒精量不超过其容积的2/3,也不能过少；②严禁用燃着的酒精灯去点燃别的酒精灯,应用酒精灯的外焰加热物质；③熄灭时用灯帽盖灭；④不用时盖好灯帽,以免酒精挥发
石棉网	使容器受热均匀	①根据需要选用适当大小的石棉网；②不能与水接触
胶头滴管	胶头滴管用于吸取或滴加少量液体	①滴加试剂时,管口应垂直向下,不能接触容器壁；②胶头滴管用过后应立即洗净
滴瓶	滴瓶用于盛放液体药品	①滴管与滴瓶配套使用；②不可长时间盛放酸和腐蚀橡胶制品的液体；③滴管不可倒放、横放,以免试剂腐蚀滴管；④滴液时,滴管不能放入容器内,以免污染滴管,损伤容器
药匙	用于取固体试剂	药匙用毕,需洗净干燥后再使用
研钵	用于研磨固体物质,使之成为粉末状	①不能加热、锤击或用力过猛；②固体物质的量不宜超过研钵容积的1/3；③不能将易爆物质混合研磨

实验仪器	一 般 用 途	注 意 事 项
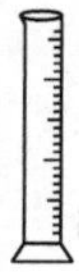 量筒	用于粗略量取一定体积的液体	①根据所需选用不同容量的量筒； ②不能加热,不能用作反应容器
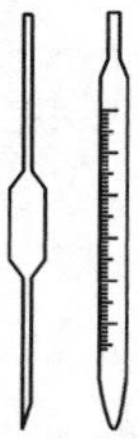 吸量管	用于准确量取一定体积的液体	①吸量管使用后,应洗净放在吸量管架上； ②吸量管在使用时应与溶液——对应,以免污染
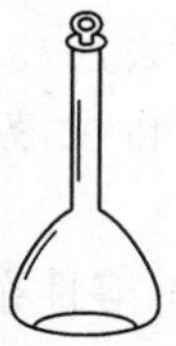 容量瓶	用于准确配制一定浓度的溶液	①用前检查是否漏水,要在所标温度下使用； ②加液体时用玻璃棒引流,定容时凹液面与刻度线相切,不可直接溶解溶质； ③不能长期存放溶液,不能加热或配制热溶液
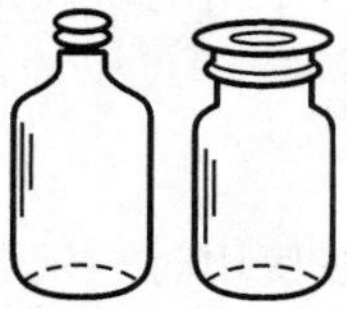 试剂瓶	广口瓶用于盛放固体药品,细口瓶用于盛放液体	①见光易分解需避光保存的物质一般使用棕色瓶； ②盛放强碱固体和液体时,应用橡胶塞或软木塞； ③试剂瓶不能用于配制溶液,也不能用作反应容器； ④不能加热,瓶塞不能互换
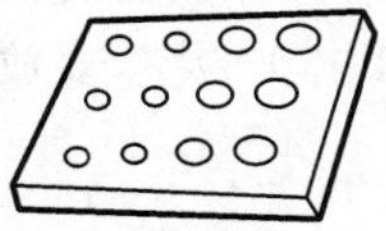 点滴板	做沉淀或显色点滴实验时用	①显色反应适于在白色点滴板上进行； ②白色或浅色沉淀反应适于在黑色点滴板上进行； ③试剂常用量为2~3滴
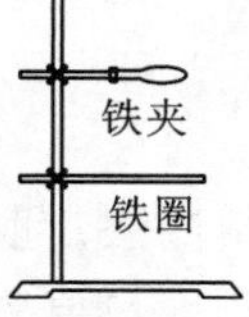 铁夹 铁圈 铁架台	①固定和支持各种仪器； ②铁架台上铁圈放置漏斗进行过滤	①先要调节好铁圈、铁夹的距离和高度； ②用铁夹夹持容器时不宜太紧

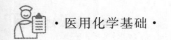

实验一　化学实验基本操作

【实验目标】

(1) 了解常用仪器的名称、用途及使用方法。

(2) 学会玻璃仪器的洗涤、药品的取用、称量、加热、溶解、过滤、蒸发等操作。

(3) 培养实事求是、严肃认真的实验态度,养成规范科学的实验操作习惯。

【实验用品】

试剂:粗食盐、蒸馏水、去污粉。

仪器:试管、烧杯、量筒、漏斗及漏斗架、酒精灯、胶头滴管、试管夹、试管刷、镊子、托盘天平及砝码、药匙、蒸发皿、研钵、玻璃棒、铁架台(附铁圈、铁夹)、石棉网。

【实验内容】

(一) 玻璃仪器的洗涤和干燥

玻璃仪器洗净的标准是仪器内壁上附着的水膜均匀,既不聚成水滴,也不成股流下。

1. 洗涤方法

一般先用自来水冲洗,再用试管刷刷洗。若洗不干净,可用毛刷蘸少量去污粉或洗衣粉刷洗。若仍洗不干净,可用重铬酸钾洗液或其他洗涤液浸泡处理(浸泡后将洗液小心倒回原瓶中供重复使用),然后依次用自来水和蒸馏水淋洗。

用毛刷刷洗仪器,可以去掉仪器上附着的尘土、可溶性物质和易脱落的不溶性杂质。

2. 干燥方法

玻璃仪器的干燥方法有:烘干、烤干、晾干、吹干。洗净后不急用的玻璃仪器,可倒置自然晾干。急用仪器,可放在电烘箱内烘干,带刻度的仪器如量筒不宜烘烤,可用电吹风迅速干燥。

(二) 药品的取用

实验室里所用的药品,很多是易燃、易爆、有腐蚀性或有毒的。因此在使用时一定要严格遵照有关规定和操作规程,保证安全。不能用手接触药品,不要把鼻孔凑到容器口去闻药品(特别是气体)的气味,不得尝任何药品的味道。注意节约药品,严格按照实验规定的用量取用药品。如果没有说明用量,一般应按最少量取用:液体 1~2 mL,固体只需要盖满试管底部。实验剩余的药品既不能放回原瓶,也不要随意丢弃,更不要拿出实验室,要放入指定的容器内。

1. 固体药品的取用

取用固体药品一般用药匙。往试管里装入固体粉末时,为避免药品沾在管口和管壁上,先使试管倾斜,把盛有药品的药匙(或用小纸条折叠成的纸槽)小心地送入试管底部,然后使试管直立起来,让药品全部落到底部。有些块状的药品可用镊子夹取。

2. 液体药品的取用

取用很少量液体时可用胶头滴管吸取。取用较多量液体时可用直接倾注法。取用细口瓶里的药液时,先拿下瓶塞,倒放在桌上,然后拿起瓶子(标签应对着手心),口要紧挨着试管口,将液体缓缓地倒入试管。注意防止残留在瓶口的药液流下来,腐蚀标签。一般往大口容器或容量瓶、漏斗里倾注液体时,应用玻璃棒引流。

(三)托盘天平的使用

托盘天平用于精密度不高的称量,一般能准确到 0.1 g。它附有一套砝码,放在砝码盒中。砝码的总重量等于天平的最大载重量。砝码须用镊子夹取。托盘天平使用步骤如下。

1. 称量前

先将天平平放,把游码拨到标尺的零位处。检查天平的指针是否停在刻度盘上的中间位置,若不在中间,可调节天平下面的螺旋钮,使指针在中间的零点。

2. 称量

左盘放物品,右盘放砝码。如果要称量一定质量的药品,则先在右盘加够砝码,在左盘加减药品,使天平平衡;如果称量某药品的质量,则先将药品放在左盘,在右盘加减砝码,使天平至平衡为止。有些托盘天平附有游码及刻度尺,称少量药品时可用游码,游码标度尺上每一大格表示 1 g。

称量时不可将药品直接放在天平盘上,可在两盘放等量的纸片或用已称过质量的小烧杯盛放药品。

3. 称量后

把砝码放回砝码盒中,并将天平两盘重叠一边,以免天平摆动磨损刀口。

(四)量筒的使用

量筒是常用的有刻度的量器,用于较粗略地量取一定体积的液体,可根据需要选用不同容积的量筒,可准确到 0.1 mL。

量取液体时,应使视线与量筒内液体凹液面底部处于同一水平。凹液面所切的刻度为所取溶液的体积。如实验图 1-1 所示。若视线偏高或偏低都会造成误差。量筒不得加热,也不可作反应容器。

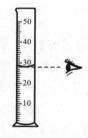

实验图 1-1　量筒的使用

(五)食盐的提纯

1. 研磨

将约 8 g 粗食盐放入研钵中,研成细粉。

2. 称量

用托盘天平称取 5 g 粗食盐。

3. 溶解

把称好的粗食盐细粉置于小烧杯中,加蒸馏水约 15 mL,搅拌使其溶解。为了加速溶解,可边搅拌边加热。

4. 过滤

根据漏斗大小取滤纸一张,对折两次,第二次对折时使滤纸两边相交成 10° 的交角,如实验图 1-2 所示,展开滤纸使其呈圆锥形,放在漏斗里用水润湿,使其紧贴在漏斗壁上并将漏斗固定在漏斗架或铁架台的铁圈上。另取一干净烧杯放在漏斗下面接收滤液。将粗盐溶液沿玻璃棒慢慢倾入漏斗内进行过滤。倾注液体时,玻璃棒下端应朝着滤纸的重叠层,先倾入上层清液,后倾入残渣,并使漏斗内的液面低于滤纸的边缘。

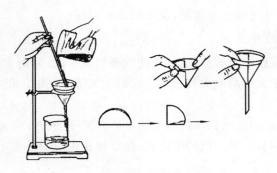

实验图 1-2　过滤操作

5. 蒸发

将澄清的食盐滤液倾入干净的蒸发皿内,放在铁架台的铁环上,垫上石棉网,用酒精灯加热蒸发浓缩。当蒸发皿的底部出现食盐结晶时,用玻璃棒不断地搅拌溶液,即将干涸时再用漏斗将蒸发皿罩住,并继续加热,直到水分完全蒸发,即得纯白色的精制食盐。冷却后将所得的精盐称量,并计算食盐的提纯率。

$$提纯率=\frac{精盐的质量(g)}{粗盐的质量(g)}\times100\%$$

【思考题】

过滤操作应注意哪些问题?

实验二　溶液的配制

【实验目标】

(1) 初步学会吸量管、移液管和容量瓶的使用方法。

(2) 学会一定物质的量浓度和质量浓度溶液的配制方法和操作步骤。

(3) 养成严谨、求实、科学的实验态度。

【实验用品】

试剂:NaCl 固体、葡萄糖固体。

仪器:托盘天平、50 mL 烧杯、10 mL 吸量管、25 mL 移液管、100 mL 容量瓶、100 mL 量筒、洗耳球、玻璃棒、胶头滴管、玻璃棒、称量纸。

【实验内容】

(一) 几种量器的使用

1. 吸量管和移液管

吸量管和移液管是用来准确量取一定体积液体的量器。吸量管刻有准确刻度,又称刻度吸管,常用规格有 1 mL、2 mL、5 mL、10 mL 等;移液管的管体中部膨大,两端细长,只有一个标线,又称肚形吸管,常用规格有 10 mL、20 mL、25 mL、50 mL、100 mL 等。

吸量管和移液管的使用分五步:检查、洗涤、荡洗、吸液和放液。

(1) 检查:使用前,应检查管尖是否完整,若有破损,则不能使用。

(2) 洗涤:先用自来水冲洗,或用肥皂水、洗涤剂刷洗,若不能洗净,可采用铬酸洗液浸洗,最后用蒸馏水荡洗三次。

（3）荡洗:用右手拇指和中指捏住吸量管（或移液管）刻度线以上部分,左手拿洗耳球,将吸量管（或移液管）下口插入欲吸取的溶液中。先挤出洗耳球内的空气,把球的尖口紧挨吸量管（或移液管）的口,慢慢放开左手指,将溶液吸入管内,先吸入容量的 1/3 左右。用右手的食指按住管口,取出,横置,转动吸量管（或移液管）使管内壁被完全浸润,然后弃去,反复荡洗三次即可。

（4）吸液:荡洗后的吸量管（或移液管）放入待吸液中吸取溶液至刻度线以上时,移去洗耳球,立即用右手的食指按住管口,左手放下洗耳球,右手垂直拿住吸量管（或移液管）,使管尖移出液面,管体始终保持垂直,稍减食指压力,使液面缓慢下降与刻度线相切,立即用食指紧按管口,使液体不再流出。如实验图 2-1 所示。

（5）放液:把吸量管（或移液管）移至另一稍微倾斜的容器中,管尖靠在容器内壁上,管体垂直,松开食指,使溶液沿器壁自动流尽,等待 15 s,取出吸量管（或移液管）。如实验图 2-2 所示。

残留在管嘴的少量溶液,一般不要吹出,管上标有"吹"字时要吹出。吸量管（或移液管）使用完毕应立即洗净并置于移液管架上备用。

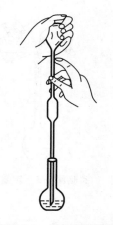

实验图 2-1　吸量管吸取溶液

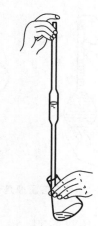

实验图 2-2　吸量管放液

2. 容量瓶

容量瓶常用于准确配制一定体积、一定浓度的溶液,为细长颈、梨形平底玻璃瓶,配有磨口玻璃塞,瓶颈有标线,瓶上标有温度和容积,表示所指温度下瓶内液体的凹液面与容量瓶颈部的刻度线相切时,其体积即为瓶上标示的体积。常用容量瓶有 50 mL、100 mL、250 mL、500 mL、1000 mL 等规格。如实验图 2-3 所示。

容量瓶的使用分四步:检查、洗涤、转移、定容。

（1）检查:使用前检查容量瓶是否漏水,检查方法:在瓶内注入适量水,盖紧瓶塞,右手握住瓶底,左手按住瓶塞,把瓶倒立约 2 min,观察瓶塞周围是否有水渗出。如果不漏水,将瓶直立后,转动瓶塞180°再检查一次,若不漏水才可使用。如实验图 2-4 所示。

（2）洗涤:洗涤方法同吸量管。

（3）转移:配制溶液时,对于固体试剂,先将称好的试剂在烧杯中用适量的蒸馏水溶

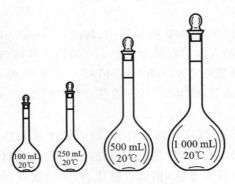

实验图 2-3 容量瓶的规格

解,然后在玻璃棒的引流下,将溶液转移至容量瓶。用少量蒸馏水洗涤烧杯和玻璃棒 2~3
次,洗涤液并入容量瓶。若试剂为液体,用吸量管(或移液管)量取,移入容量瓶。如实验图
2-5 所示。

(4) 定容:向容量瓶中慢慢加蒸馏水至液面距标线 1~2 cm 处,改用滴管滴加蒸馏水,
直至凹液面最低点与标线相切。盖好瓶塞,将容量瓶倒转摇动数次,使溶液充分混匀。

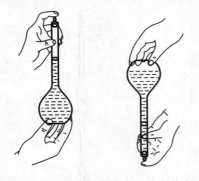

实验图 2-4   检查容量瓶是否漏水的方法

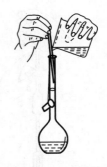

实验图 2-5   定量转移

(二) 溶液的配制

1. 一定质量浓度溶液的配制

配制 9 g/L NaCl 溶液 100 mL。

(1) 计算:算出配制 9 g/L NaCl 溶液 100 mL 所需溶质 NaCl 的质量。

计算过程和结果:_____。

(2) 称量:用托盘天平称取所需溶质 NaCl 的质量,放入 50 mL 烧杯中。

(3) 溶解:用量筒量取约 30 mL 蒸馏水倒入烧杯中,用玻璃棒搅拌使 NaCl 完全溶解。

(4) 转移:将烧杯中的 NaCl 溶液用玻璃棒引流到 100 mL 容量瓶中,再用少量蒸馏水
洗涤烧杯 2~3 次,洗涤液均转移至 100 mL 容量瓶中。

(5) 定容:继续向容量瓶中加入蒸馏水,加到液面距 100 mL 标线 1~2 cm 处,改用胶
头滴管滴加蒸馏水至溶液凹液面最低处与 100 mL 标线平视相切。盖好瓶盖,将溶液混匀。

(6) 保存:将配好的溶液倒入洁净的试剂瓶中,贴上标签,标明试剂名称、浓度、配制日
期,备用(或倒入指定回收瓶中)。如实验图 2-6 所示。

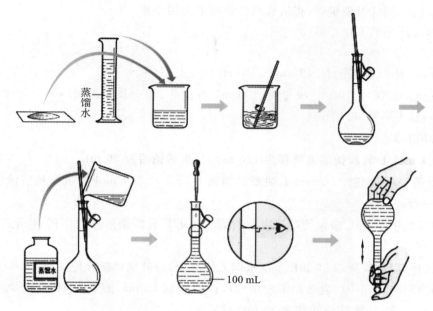

实验图 2-6　用容量瓶配制溶液

2. 一定物质的量浓度溶液的配制

配制 0.1 mol/L 葡萄糖($C_6H_{12}O_6$)溶液 100 mL。

(1) 计算:算出配制 0.1 mol/L 葡萄糖溶液 100 mL 所需溶质葡萄糖的质量。

计算过程和结果:_____。

(2) 称量:用托盘天平称取所需溶质葡萄糖的质量,放入 50 mL 烧杯中。

(3) 溶解:用量筒量取约 30 mL 蒸馏水倒入烧杯中,用玻璃棒搅拌使葡萄糖完全溶解。

(4) 转移:将烧杯中的葡萄糖溶液用玻璃棒引流到 100 mL 容量瓶中,再用少量蒸馏水洗涤烧杯 2～3 次,洗涤液均转移至 100 mL 容量瓶中。

(5) 定容:继续向容量瓶中加入蒸馏水,加到液面距 100 mL 标线 1～2 cm 处,改用胶头滴管滴加蒸馏水至溶液凹液面最低处与 100 mL 标线平视相切。盖好瓶盖,将溶液混匀。

(6) 保存:将配好的溶液倒入洁净的试剂瓶中,贴上标签,标明试剂名称、浓度、配制日期,备用(或倒入指定回收瓶中)。

【思考题】

(1) 为什么每次洗涤烧杯的洗涤液必须倒入容量瓶中,否则会造成怎样的结果?

(2) 用容量瓶配制溶液时,严禁加水超过刻度线后,倒出多余液体,重新加水至标线,应重新配制。这是为什么?

实验三　溶液的稀释

【实验目标】

(1) 会熟练进行溶液稀释的计算。

(2) 学会进行溶液的稀释操作方法,掌握操作步骤。

（3）继续巩固练习吸量管、移液管和容量瓶的使用操作。

（4）养成严谨的工作作风。

【实验用品】

试剂：1 mol/L 乳酸钠、1.49 mol/L NaHCO₃。

仪器：50 mL 烧杯、10 mL 吸量管、100 mL 容量瓶、50 mL 容量瓶、100 mL 量筒、洗耳球、玻璃棒、胶头滴管、玻璃棒。

【实验内容】

1. 将 1 mol/L 乳酸钠溶液稀释为 1/6 mol/L 乳酸钠溶液 50 mL

（1）计算：算出配制 1/6 mol/L 乳酸钠溶液 50 mL 所需 1 mol/L 乳酸钠溶液的体积。

计算过程和结果：_____。

（2）量取：用 10 mL 吸量管准确吸取所需 1 mol/L 乳酸钠溶液的体积，移至 50 mL 烧杯中。

（3）稀释：用量筒量取 20 mL 蒸馏水倒入烧杯中，用玻璃棒搅拌使混匀。

（4）转移：将烧杯中的乳酸钠溶液用玻璃棒引流到 50 mL 容量瓶中，再用少量蒸馏水洗涤烧杯 2～3 次，洗涤液均转移至 50 mL 容量瓶中。

（5）定容：向容量瓶中加入蒸馏水至液面距标线 1～2 cm 处，改用胶头滴管滴加蒸馏水至溶液凹液面最低处与 50 mL 标线平视相切。盖好瓶盖，将溶液混匀。

（6）保存：将配好的溶液倒入洁净的试剂瓶中，贴上标签，标明试剂名称、浓度、配制日期，备用（或倒入指定回收瓶中）。

2. 将 1.49 mol/L NaHCO₃溶液稀释成 12.5 g/L NaHCO₃溶液 100 mL

（1）计算：算出配制 12.5 g/L NaHCO₃溶液 100 mL 所需 1.49 mol/L NaHCO₃溶液的体积。

计算过程和结果：_____。

（2）量取：用 10 mL 吸量管准确吸取所需 1.49 mol/L NaHCO₃溶液的体积并移至 100 mL烧杯中。

（3）稀释：用量筒量取 20 mL 蒸馏水倒入烧杯中，用玻璃棒搅拌使混匀。

（4）转移：将烧杯中溶液用玻璃棒引流到 100 mL 容量瓶中，再用少量蒸馏水洗涤烧杯 2～3 次，洗涤液均转移至 100 mL 容量瓶中。

（5）定容：向容量瓶中加入蒸馏水到液面距标线 1～2 cm 处，改用胶头滴管滴加蒸馏水至溶液凹液面最低处与 100 mL 标线平视相切。盖好瓶盖，将溶液混匀。

（6）保存：将配好的溶液倒入洁净的试剂瓶中，贴上标签，标明试剂名称、浓度、配制日期，备用（或倒入指定回收瓶中）。

3. 将 $\varphi_B = 95\%$ 的药用酒精稀释成 $\varphi_B = 75\%$ 的消毒酒精 95 mL

（1）计算：算出配制 $\varphi_B = 75\%$ 的消毒酒精 95 mL 需 $\varphi_B = 95\%$ 的药用酒精的体积。

计算过程和结果：_____。

（2）量取：用 100 mL 量筒准确量取 $\varphi_B = 95\%$ 的药用酒精的体积。

（3）定容：向量筒中加蒸馏水到液面距 95 mL 刻度线 1～2 cm 处，改用胶头滴管加蒸馏水至溶液凹液面最低处与 95 mL 刻度线平视相切,用玻璃棒搅拌均匀。

(4)保存:将配好的溶液倒入洁净的试剂瓶中,贴上标签,标明试剂名称、浓度、配制日期,备用(或倒入指定回收瓶中)。

【思考题】

(1)吸量管(或移液管)在吸取溶液之前,一定要用待吸液荡洗 2~3 次。这是为什么?

(2)为什么用未标"吹"字的吸量管吸取溶液时,不能将最后一滴吹出?

实验四　电解质溶液

【实验目标】

(1)学会强、弱电解质的比较方法。

(2)学会同离子效应、盐类水解、缓冲作用的实验操作。

(3)熟练地进行试管反应的基本操作,使用广泛 pH 试纸测定溶液的酸碱性。

(4)培养学生的观察能力和分析问题的能力。

【实验用品】

试剂:1 mol/L HCl、1 mol/L CH$_3$COOH、1 mol/L CH$_3$COONa、1 mol/L NH$_3$·H$_2$O、1 mol/L NaOH、0.5 mol/L NaCl、0.5 mol/L Na$_2$CO$_3$、0.5 mol/L ZnSO$_4$、锌粒、氯化铵晶体、醋酸钠晶体、酚酞试液、甲基橙试液、广泛 pH 试纸。

仪器:试管、试管架、白色点滴板、5 mL 刻度移液管(吸量管)、洗耳球、滴管、小烧杯。

【实验内容】

(一)强电解质和弱电解质

1. 强、弱电解质的比较

(1)在白色点滴板凹穴内分别滴入 2 滴 1 mol/L HCl 溶液和 1 mol/L CH$_3$COOH 溶液,用广泛 pH 试纸测定其两种溶液的 pH 值。

(2)在两支试管中分别加入 1 小粒锌粒,再各加入少量 1 mol/L HCl 溶液和 1 mol/L CH$_3$COOH 溶液,观察现象,解释原因,并写出反应方程式。

2. 弱电解质电离平衡的移动

取试管 4 支,各加入 1 mol/L 氨水(NH$_3$·H$_2$O)2 mL 和酚酞试液 1 滴。再分别按实验表 4-1 加入试剂,观察现象。

实验表 4-1　弱电解质电离平衡的移动实验记录

试管号	加入试剂	现象
1	1 mol/L HCl 1 滴	
2	1 mol/L NaOH 1 滴	
3	氯化铵晶体少许	
4	对照试管	

3. 同离子效应

(1)取试管 2 支,各加入 1 mol/L 氨水 2 mL 和酚酞试液 1 滴。在其中一支试管中加

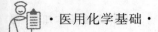

入少量氯化铵晶体,振荡后比较两试管中溶液的颜色,说明原因。

(2) 取试管 2 支,各加入 1 mol/L CH_3COOH 溶液 2 mL 和甲基橙试液 1 滴。在其中一支试管中加入少量醋酸钠晶体,振荡后比较两试管中溶液的颜色,说明原因。

(二) 盐类的水解

在白色点滴板凹穴内分别滴入 0.5 mol/L NaCl 溶液、0.5 mol/L Na_2CO_3 溶液和 0.5 mol/L $ZnSO_4$ 溶液各 2 滴,用广泛 pH 试纸测定它们的近似 pH 值,记入实验表 4-2 中。

实验表 4-2　盐类的水解实验记录

溶液名称	近似 pH 值	溶液的酸碱性
0.5 mol/L NaCl		
0.5 mol/L Na_2CO_3		
0.5 mol/L $ZnSO_4$		

(三) 缓冲溶液的配制和性质

(1) 取试管 4 支编号。按下表所示数值分别加入蒸馏水、1 mol/L CH_3COOH 和 CH_3COONa 溶液。测出各试管的 pH 值,填入实验表 4-3 中。

(2) 分别在 1、3 号试管内滴加 1 mol/L HCl 溶液 1 滴;在 2、4 号试管内各滴入 1 mol/L NaOH 溶液 1 滴,混匀。测出各试管的 pH 值,记入实验表 4-3 中。

实验表 4-3　缓冲溶液的配制和性质实验记录

试管号	加入试剂的量	pH 值	加酸或加碱后 pH 值	加酸或加碱后 pH 值变化
1	蒸馏水 2 mL,CH_3COOH 1 mL,CH_3COONa 1 mL		加 1 滴 HCl 后 pH=	
2	蒸馏水 2 mL,CH_3COOH 1 mL,CH_3COONa 1 mL		加 1 滴 NaOH 后 pH=	
3	蒸馏水		加 1 滴 HCl 后 pH=	
4	蒸馏水		加 1 滴 NaOH 后 pH=	

【思考题】

(1) 在氨水和醋酸溶液中各存在哪些电离平衡?各存在哪些离子?

(2) 盐的水溶液酸碱性和盐的组成有何关系?

(3) 为什么在缓冲溶液中加入少量酸、碱或稀释时,溶液的 pH 值无明显变化?

实验五　有机化合物的重要性质实验

【实验目的】

(1) 通过实验进一步复习巩固重要有机物的性质。

(2) 掌握烃、醇、酚、醛、酮、羧酸、糖、蛋白质等有机物的鉴别操作。

（3）培养认真、严谨、细致的工作态度。

【实验用品】

试剂：溴水、$KMnO_4$ 溶液、3 mol/L H_2SO_4、液体石蜡、松节油、苯、甲苯、无水乙醇、金属钠、酚酞、2.5 mol/L NaOH、3 mol/L 硫酸铜、甘油、0.2 mol/L 苯酚、0.06 mol/L 三氯化铁、0.1 mol/L $AgNO_3$、2 mol/L 氨水、丙酮、0.05 mol/L 亚硝酰铁氰化钠、无水碳酸钠、1 mol/L 醋酸、班氏试剂、鸡蛋白溶液。

仪器：胶头滴管、试管、点滴板。

【实验内容】

（一）鉴别烷烃、烯烃、炔烃

（1）与 $KMnO_4$ 的反应：取 2 支试管，各加入 $KMnO_4$ 溶液 2 mL，再滴入 1 滴 3 mol/L H_2SO_4 溶液，在第一支试管中加液体石蜡（代替烷烃）2 mL，在第二支试管中加入松节油（代替烯烃、炔烃）2 mL，振荡，观察并比较颜色的变化，说明原因。

（2）与溴水反应：取 2 支试管，各加入溴水 2 mL，在第一支试管中加入液体石蜡 2 mL，在第二支试管中加入松节油 2 mL，振荡，观察并比较颜色的变化，说明原因。

（二）鉴别苯和甲苯

与 $KMnO_4$ 的反应：取 2 支试管，在第一支试管中加入 2 mL 苯，在第二支试管中加 2 mL 甲苯，并在 2 支试管中分别都滴加 $KMnO_4$ 溶液 2 滴和 1 滴 3 mol/L H_2SO_4 溶液，振荡，观察比较颜色变化，并说明原因。

（三）醇的化学性质

（1）醇与金属钠反应：取 1 支试管，加入无水乙醇 2 mL，再加入绿豆大小金属钠 1 粒，观察有无气体产生和放热现象，用拇指按住试管口，收集较多气体时，用点燃的火柴接近管口，观察有无爆鸣声，加入酚酞 1 滴后，观察颜色变化，说明原因。

（2）甘油的鉴别

取 1 支试管，加入 2.5 mol/L NaOH 溶液 2 mL 和 0.3 mol/L 硫酸铜 2 mL，制得氢氧化铜沉淀，将沉淀分于 2 支试管中，在第一支试管中加入甘油 15 滴，在第二支试管加入乙醇 15 滴，振荡，观察比较颜色变化，说明原因。

（四）酚的性质

（1）与溴水反应：在试管中加 0.2 mol/L 苯酚溶液 2 mL，逐滴加溴水振荡，直至白色沉淀产生，观察并解释现象。

（2）与三氯化铁反应，取 1 支试管，加入 0.2 mol/L 苯酚 2 mL，再加 0.06 mol/L 三氯化铁溶液 2 滴，振荡，观察颜色变化，说明原因。

（五）醛的性质

（1）银镜反应：在 1 支洁净试管中加入 0.1 mol/L $AgNO_3$ 溶液 2 mL，再滴加 2 mol/L 氨水，边加边振荡，直至生成的沉淀刚好溶解（切勿过量），即得托伦试剂。将试剂等分在 2 支洁净试管中，在第一支试管加丙酮 5 滴。在第二支试管加乙醛 5 滴，把 2 支试管置于 60 ℃水溶上加热数分钟，观察试管内壁各有何现象。说明原因。

（2）希夫试剂反应：取 2 支试管，在第一支试管中加丙酮 2 mL，在第二支试管中加乙醛

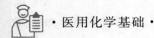

2 mL,分别加入希夫试剂 2～5 滴,振荡,观察颜色变化,说明原因。

（六）丙酮的鉴别

丙酮的显色反应:取试管 1 支,加入丙酮 2 mL 和 0.05 mol/L 亚硝酰铁氰化钠溶液 10 滴,再加 2.5 mol/L NaOH 溶液 3 滴,有何现象?

（七）羧酸的酸性

与碳酸钠的反应:取试管 1 支,加少量无水碳酸钠,再滴入 1 mol/L 醋酸数滴,有何现象?

（八）葡萄糖与班氏试剂反应

在试管中加入班氏试剂 2 mL 和葡萄糖 5 滴,加热数分钟,观察有何现象产生,说明原因。

（九）淀粉与碘的反应

取 1 支试管滴入 50 g/L 淀粉 1 mL,再滴入碘试液 1 滴,观察颜色变化,并说明原因。

（十）蛋白质的缩二脲反应

取试管 1 支,加入鸡蛋白溶液和 2.5 mol/L NaOH 溶液各 2 mL,再滴入 10 g/L $CuSO_4$ 溶液 5 滴,振荡,溶液呈现什么颜色? 说明原因。

【思考题】

(1) 如何设计鉴别丙烷、丙烯的实验?

(2) 如何设计鉴别乙醛、乙醇、丙酮的实验?

(3) 如何设计鉴别甘油、蛋白质、淀粉的实验?

附 录

附录 A　SI 基本单位

物理量	单位名称		符　号
	中	英	
长度	米	meter	m
质量	千克	kilogram	kg
时间	秒	second	s
温度	开[尔文]	Kelvin	K
物质的量	摩[尔]	mole	mol
电流强度	安[培]	Ampere	A
发光强度	坎[德拉]	Candela	cd

附录 B　基本单位及其换算

量的名称	量的符号	单位名称	单位符号	与基本单位的换算关系	
长度	l, L	米	m	SI 基本单位	
		厘米	cm	百分之一米	$1\ cm = 10^{-2}\ m$
		毫米	mm	千分之一米	$1\ mm = 10^{-3}\ m$
		微米	μm	百万分之一米	$1\ \mu m = 10^{-6}\ m$
		纳米	nm	十亿分之一米	$1\ nm = 10^{-9}\ m$
质量	m	千克	kg	SI 基本单位	
		克	g	千分之一千克	$1\ g = 10^{-3}\ kg$
		毫克	mg	百万分之一千克	$1\ mg = 10^{-6}\ kg$
时间	t	秒	s	SI 基本单位	
		分	min		$1\ min = 60\ s$
		小时	h		$1\ h = 3600\ s$

续表

量的名称	量的符号	单位名称	单位符号	与基本单位的换算关系
摄氏温度	t	摄氏度	℃	
体积	V	升	L(l)	$1\ L=10^{-3}\ m^3$
		毫升	mL	$1\ mL=10^{-6}\ m^3$
物质的量	n	摩尔	mol	SI 基本单位
物质的量浓度	c_B	摩尔每升	mol/L	
摩尔质量	M	克每摩尔	g/mol	
摩尔体积	V_m	升每摩尔	L/mol	
密度	ρ	克每立方厘米	g/cm³	
		千克每立方厘米	kg/cm³	
		千克每升	kg/L	
能量	$E(W)$	焦耳	J	SI 导出单位
		千焦	kJ	
压强	p	帕斯卡	Pa	SI 导出单位
		千帕	kPa	
质量浓度	ρ_B	克每升	g/L	
体积分数	φ_B			
质量分数	ω_B			

附录 C 酸、碱和盐的溶解性表

(293.15 K)

阳离子	阴 离 子								
	OH^-	NO_3^-	Cl^-	SO_4^{2-}	S^{2-}	SO_3^{2-}	CO_3^{2-}	SiO_3^{2-}	PO_4^{3-}
H^+	—	溶、挥	溶、挥	溶	溶、挥	溶、挥	溶、挥	微	溶
NH_4^+	溶、挥	溶	溶	溶	溶	溶	溶	溶	溶
K^+	溶	溶	溶	溶	溶	溶	溶	溶	溶
Na^+	溶	溶	溶	溶	溶	溶	溶	溶	溶
Ba^{2+}	溶	溶	溶	不	—	不	不	不	不
Ca^{2+}	微	溶	微	微	—	不	不	不	不
Mg^{2+}	不	溶	溶	溶	—	微	微	不	不
Al^{3+}	不	溶	溶	溶	—	—	—	不	不
Mn^{2+}	不	溶	溶	溶	不	不	不	不	不
Zn^{2+}	不	溶	溶	溶	不	不	不	不	不

阳离子	阴 离 子								
	OH^-	NO_3^-	Cl^-	SO_4^{2-}	S^{2-}	SO_3^{2-}	CO_3^{2-}	SiO_3^{2-}	PO_4^{3-}
Cr^{3+}	不	溶	溶	溶	—	—	—	不	不
Fe^{2+}	不	溶	溶	溶	不	不	不	不	不
Fe^{3+}	不	溶	溶	溶	—	—	不	不	不
Sn^{2+}	不	溶	溶	溶	不	—	—	—	不
Pb^{2+}	不	溶	微	不	不	不	不	不	不
Cu^{2+}	不	溶	溶	溶	不	不	不	不	不
Bi^{3+}	不	溶	—	溶	不	不	不	—	不
Hg^+	—	溶	不	微	不	不	不	—	不
Hg^{2+}	—	溶	溶	溶	不	不	不	—	不
Ag^+	—	溶	不	微	不	不	不	不	不

参考文献

[1] 人民教育出版社化学室. 化学(第一册)[M]. 北京：人民教育出版社,2003.

[2] 人民教育出版社化学室. 化学(第一册　教师教学用书)[M]. 北京：人民教育出版社，
    2003.

[3] 石宝珏. 无机与分析化学基础[M]. 北京：人民卫生出版社,2008.

[4] 牛彦辉. 化学[M]. 北京：人民卫生出版社,2005.

[5] 黄刚. 医用化学基础[M]. 二版. 北京：人民卫生出版社,2008.

[6] 丁秋玲. 无机化学[M]. 二版. 北京：人民卫生出版社,2008.

[7] 石宝珏. 无机与分析化学[M]. 北京：人民卫生出版社,2009.

[8] 张锦楠. 化学[M]. 北京：人民卫生出版社,2006.

[9] 丁宏伟. 医用化学[M]. 南京：东南大学出版社,2006.

[10] 吕以仙. 有机化学[M]. 6 版. 北京：人民卫生出版社,2005.

[11] 杨艳杰. 化学[M]. 2 版. 北京：人民卫生出版社,2010.

期 表

	0 18	电子层	0族 电子数

| | | | | | | 2 He 氦 1s² 4.003 | K | 2 |

金 属

惰性气体

非金属

过渡元素

ⅢA 13	ⅣA 14	ⅤA 15	ⅥA 16	ⅦA 17			
5 B 硼 2s²2p¹ 10.81	6 C 碳 2s²2p² 12.01	7 N 氮 2s²2p³ 14.01	8 O 氧 2s²2p⁴ 16.00	9 F 氟 2s²2p⁵ 19.00	10 Ne 氖 2s²2p⁶ 20.18	L K	8 2
13 A1 铝 3s²3p¹ 26.98	14 Si 硅 3s²3p² 28.09	15 P 磷 3s²3p³ 30.97	16 S 硫 3s²3p⁴ 32.06	17 C1 氯 3s²3p⁵ 35.45	18 Ar 氩 3s²3p⁶ 39.95	M L K	8 8 2

层排布
讨性元

IB 11	IIB 12							

Ni 镍 3d⁸4s²	29 Cu 铜 3d¹⁰4s¹ 63.55	30 Zn 锌 3d¹⁰4s² 65.39	31 Ga 镓 4s²4p¹ 69.72	32 Ge 锗 4s²4p² 72.61	33 As 砷 4s²4p³ 74.92	34 Se 硒 4s²4p⁴ 78.96	35 Br 溴 4s²4p⁵ 79.90	36 Kr 氪 4s²4p⁶ 83.80	N M L K	8 18 8 2
Rd 钯 4d¹⁰	47 Ag 银 4d¹⁰5s¹ 107.9	48 Cd 镉 4d¹⁰5s² 112.4	49 In 铟 5s²5p¹ 114.8	50 Sn 锡 5s²5p² 118.7	51 Sb 锑 5s²5p³ 121.8	52 Te 碲 5s²5p⁴ 127.6	53 I 碘 5s²5p⁵ 126.9	54 Xe 氙 5s²5p⁶ 131.3	O N M L K	8 18 18 8 2
Pt 铂 5d⁹6s¹	79 Au 金 5d¹⁰6s¹ 197.0	80 Hg 汞 5d¹⁰6s² 200.6	81 T1 铊 6s²6p¹ 204.4	82 Pb 铅 6s²6p² 207.2	83 Bi 铋 6s²6p³ 209.0	84 Po 钋 6s²6p⁴ [209.0]	85 At 砹 6s²6p⁵ [210]	86 Rn 氡 6s²6p⁶ [222.0]	P O N M L K	8 18 32 18 8 2
0 Unn *	111 Uuu *	112 Uub *						

Tb 钛 4f⁹6s²	66 Dy 镝 4f¹⁰6s² 162.5	67 Ho 钬 4f¹¹6s² 164.9	68 Er 铒 4f¹²6s² 167.3	69 Tm 铥 4f¹³6s² 168.9	70 Yb 镱 4f¹⁴6s² 173.0	71 Lu 镥 4f¹⁴5d¹6s² 175
Bk * 5f⁹7s² [7]	98 Cf 锎 * 5f¹⁰7s² [251]	99 Es 锿 * 5f¹¹7s² [252]	100 Fm 镄 * 5f¹²7s² [257]	101 Md 钔 * (5f¹³7s²) [258]	102 No 锘 * (5f¹⁴7s²) [259]	103 Lr 铹 * (5f¹⁴6d¹7s²) [262]

相对原子质量录自1999年国际原子量表，并全部取4位有效数字。

制图 甘肃省天水市卫生学校
甄琦 李凡

元　素　周

周期＼族	IA 1							

图例说明：

原子序数 ——— 92　U ——— 元素符号，红色指放射性元素
元素名称 ———　铀
注 * 的是人造元素
5f³6d¹7s² ——— 外围电子层排布，括号指可能的电子
238.0 ——— 相对原子质量（加括号的数据为该元素半衰期最长同位素的质量数）

必须常量元素　　必需微量元素　　有害元素

周期	IA 1	IIA 2	IIIB 3	IVB 4	VB 5	VIB 6	VIIB 7	VIII 8	VIII 9
1	1 H 氢 1s¹ 1.008								
2	3 Li 锂 2s¹ 6.941	4 Be 铍 2s² 9.012							
3	11 Na 钠 3s¹ 22.99	12 Mg 镁 3s² 24.31							
4	19 K 钾 4s¹ 39.10	20 Ca 钙 4s² 40.08	21 Sc 钪 3d¹4s² 44.96	22 Ti 钛 3d²4s² 47.88	23 V 钒 3d³4s² 50.94	24 Cr 铬 3d⁵4s¹ 52.00	25 Mn 锰 3d⁵4s² 54.94	26 Fe 铁 3d⁶4s² 55.85	27 Co 钴 3d⁷4s² 58.93
5	37 Rb 铷 5s¹ 85.47	38 Sr 锶 5s² 87.62	39 Y 钇 4d¹5s² 88.91	40 Zr 锆 4d²5s² 91.22	41 Nb 铌 4d⁴5s¹ 92.91	42 Mo 钼 4d⁵5s¹ 95.94	43 Tc 锝 * 4d⁵5s² [98.91]	44 Ru 钌 4d⁷5s¹ 101.1	45 Rh 铑 4d⁸5s¹ 102.9
6	55 Cs 铯 6s¹ 132.9	56 Ba 钡 6s² 137.3	57~71 La~Lu 镧系	72 Hf 铪 5d²6s² 178.5	73 Ta 钽 5d³6s² 180.9	74 W 钨 5d⁴6s² 183.9	75 Re 铼 5d⁵6s² 186.2	76 Os 锇 5d⁶6s² 190.2	77 Ir 铱 5d⁷6s² 192.2
7	87 Fr 钫 7s¹ [223.0]	88 Ra 镭 7s² [226.0]	89~103 Ac~Lr 锕系	104 Rf 𬬻 * (6d²7s²) [261]	105 Db 𬭊 * (6d³7s²) [262]	106 Sg 𬭳 * (6d⁴7s²) [263]	107 Bh 𬭛 * (6d⁵7s²) [264]	108 Hs 𬭶 * (6d⁶7s²) [265]	109 Mt 鿏 * (6d⁷7s²) [268]

镧系	57 La 镧 5d¹6s² 138.9	58 Ce 铈 4f¹5d¹6s² 140.1	59 Pr 镨 4f³6s² 140.9	60 Nd 钕 4f⁴6s² 144.2	61 Pm 钷 * 4f⁵6s² [145]	62 Sm 钐 4f⁶6s² 150.4	63 Eu 铕 4f⁷6s² 152.0	64 Gd 钆 4f⁷5d¹6s² 157.3
锕系	89 Ac 锕 6d¹7s² [227]	90 Th 钍 6d²7s² 232.0	91 Pa 镤 5f²6d¹7s² 231.0	92 U 铀 5f³6d¹7s² 238.0	93 Np 镎 5f⁴6d¹7s² 237.0	94 Pu 钚 5f⁶7s² [244]	95 Am 镅 * 5f⁷7s² [243]	96 Cm 锔 * 5f⁷6d¹7s² [247]